LISA MAR UND PROF. DR. MED. H. O. KLEINE

KREBSDIÄT

SPEISEZETTEL · DIÄTPLÄNE · REZEPTE ZUR STEIGERUNG DER ABWEHRKRÄFTE

148 Fragen und Antworten
165 Rezepte
Vorworte von Dr. med. K. Windstosser
und Dr. Friedrich Martens

WALTER HÄDECKE VERLAG
WEIL DER STADT

In Anerkennung der hervorragenden Rezepte wurde dieses Buch vom Fachverband Deutscher Gemeinschaftsverpfleger, Köche, Köchinnen und Diätassistentinnen mit einer

SILBERMEDAILLE

ausgezeichnet. Beim literarischen Wettbewerb anläßlich der 12. Internationalen Kochkunst-Ausstellung erhielt das Buch von der Gastronomischen Akademie Deutschlands eine

BRONZEMEDAILLE

ISBN 3-7750-0052-6. 4. Auflage, 18. Tausend, 3. Auflage der Neuausgabe.
Einbandentwurf: Jan Buchholz/Reni Hinsch.

 Textdruck: Omnitypie, Stuttgart. Einband: Röck, Weinsberg, 1975.

INHALTSVERZEICHNIS

Vollwertkost ist kein Opfer (Dr. med. K. Windstosser) 7
Wir müssen lernen, richtig zu essen (Dr. F. Martens) 11
Gibt es einen Schutz vor Krebs durch Ernährung? (Lisa Mar) 19

DER EINFLUSS DER ERNÄHRUNG AUF DAS KREBSWACHSTUM (Prof. Dr. med. H. O. Kleine) 21
Allgemeines über Krebsentstehung 23
Allgemeines über Zusammenhänge zwischen Ernährung und Krebsentstehung 27
Innere Organe und Krebs 30
Azidose und Krebs 33
Eiweiße und Krebs 41
Fette und Krebs 46
Kohlenhydrate und Krebs 52
Vitalstoffe und Krebs 55
Getränke und Krebs 62
Chemische Stoffe in der Landwirtschaft und Krebs 65
Karzinogene in der Luft 66
Grundsätze der Krebsdiät 67

KREBSABWEHR DURCH DIÄT (Lisa Mar) 69
Schutzstoffe in der Krebsdiät 70
Die Küchenpraxis der Krebsdiät 104
Liste der erlaubten und verbotenen Nahrungsmittel 108

KÜCHENREZEPTE (Lisa Mar) 119
Obst- und Gemüsesäfte 119
Rote-Bete-Saft-Getränke 120

Rote-Bete-Pulver-Getränke 122
Salat-Soßen 123
Fettarme Salat-Soßen 125
Frische Blatt-Salate 126
Gemüse-Salate 127
Wurzel-Salate 128
Frische gemischte Salate 129
Vollkorn-Müsli-Rezepte 130
Diätsuppen 132
Warme Soßen 134
Brotaufstriche 135
Gemüse-Gerichte 136
Gesäuerte Gemüse-Gerichte 140
Kartoffel-Gerichte 145
Reis-Gerichte 147
Teigwaren 149
Quarkspeisen 149
Fleisch-Gerichte 151
Fisch-Gerichte 153
Geflügel 155
Eierspeisen 156
Vollkorn-Gebäck 157
Marmeladen mit Fruchtzucker 159
Vitamin-Aufbau-Getränke 160

SPEISEZETTEL-VORSCHLÄGE FÜR 18 TAGE 162
I. und II. Frühstück 162
Mittag und Abendmahlzeiten 164
Rationalisierung der Diätküche 169
Stichwortverzeichnis 171
Rezeptverzeichnis 176
Literaturnachweis 180

Vollwertkost ist kein Opfer

Die Unvollkommenheit unserer heutigen Krebstherapie liegt darin begründet, daß man über dem Streben nach Geschwulstausrottung und Krebszellenvernichtung mit Stahl und Strahl nahezu völlig vergessen hat, daß die Geschwulst, die Krebszellen, eines Nährbodens bedürfen, auf dem sie gedeihen oder nicht gedeihen. Hier unterstützend einzugreifen, ist die Aufgabe einer echten Heilkunde, die sie auch im Zeitalter der Technisierung und des Computers, der Kernspaltung und der Organtransplantation unverändert wie seit Jahrtausenden zu erfüllen hat.

Die heutigen chronischen Leiden und Zivilisationsschäden, zu denen wir auch den Krebs zählen müssen, sind zum großen Teil Ernährungskrankheiten, d.h. direkte oder indirekte Folgezustände einer über Generationen hin quantitativ wie qualitativ fehlerhaften Kost. Es ist deshalb unbedingt erforderlich, bei diesen Krankheiten — einschließlich der Geschwulstleiden — außer der operativen, radiologischen und medikamentösen Therapie eine möglichst vollwertige Ernährung zu geben, die nach Menge, Zusammensetzung und Gehalt den neuesten wissenschaftlichen Forderungen entspricht. Die Ernährung ist — um ein Wort Prof. Kollaths zu gebrauchen — der wichtigste und am einfachsten beeinflußbare Umweltfaktor des Gesunden und Kranken. Trotzdem ist die Einstellung der meisten Ärzte und Kliniker diätetischen Fragen gegenüber bestenfalls veraltet, vorwiegend jedoch indifferent bis ablehnend. Prof. Zabel sagte einmal sehr treffend, er habe den Eindruck, daß die Krankenkost weit mehr vom Gaumen des behandelnden Arztes bestimmt werde als von den wissenschaftlichen Erkenntnissen und Forderungen.

Unsere bürgerliche Küche ist — daran gibt es wohl keinen Zweifel —, auch wenn sie noch so wohlschmeckend und delikat ist, biologisch minderwertig und reformbedürftig. Dies gilt in erhöhtem Maß für die Krankenkost, sofern diese nicht von geschulten Diätfachleuten hergestellt oder überwacht wird. Paradoxerweise trifft das Maximum der biologischen Minderwertigkeit aber im allgemeinen auf die Krankenhaus- und Klinikkost zu. Unter vielen kompetenten Stimmen, die das bestätigen, seien nur einige wenige zitiert:

Dr. Gmelin schreibt: »Die Entwicklung, welche die Ernährungswissenschaft während der letzten 50 Jahre genommen hat, ist an unseren Krankenhausküchen spurlos vorübergegangen. Sie sind auf dem Stand des letzten Jahrhunderts stehengeblieben.« Prof. Cremer meint. »Unsere Kranken in den Krankenhäusern haben in gleicher Weise Anspruch auf moderne Ernährung wie auf neuzeitliche Operationssäle und Röntgenapparate. In dieser Hinsicht aber geschieht nichts oder nur sehr wenig.« Prof. Heepe äußert sich: »Die großen Fortschritte der Ernährungswissenschaft während der letzten Jahrzehnte fanden in der Arbeitsweise der Krankenhausküchen nur einen sehr bescheidenen Niederschlag. Wohl auf keinem Teilgebiet der Medizin hat das theoretische Wissen einen so geringen praktischen Nutzwert erfahren wie auf dem Sektor der Kostzubereitung im Krankenhaus.«

Was für die Krankenhauskost insgesamt gilt, gilt in erhöhtem Maße für die Ernährung des Krebskranken, der schon durch die Schwere und Dauer seines Leidens einer vervielfachten Belastung und Störung seines Stoffwechsels ausgesetzt ist, umso mehr also vor zusätzlichen Gefahren einer Fehlernährung, Kollath nennt sie Mesotrophie bzw. Dystrophie, geschützt werden muß. Darüber hinaus ist bei der Ernährung des Geschwulstkranken und Geschwulstgefährdeten aber noch manches zu beachten, was im negativen Fall das Tumorwachstum geradezu fördern kann, im positiven Fall jedoch die Wirksamkeit sowohl der schulmedizinischen als auch der ganzheitlichen internen Therapie sehr wesentlich unterstützt. Wenn in manchen Veröffentlichungen namhafte Autoren heute noch die Ansicht vertreten, es sei völlig gleichgültig, was der Krebskranke ißt, wenn er nur überhaupt ausreichend und »kräftig« ernährt werde, so spricht aus solchen Äußerungen nur das Fehlen jeder vergleichenden Erfahrung an Verlaufsformen von Krebsleiden mit und ohne entsprechender diätetischen Unterstützung. Es ist nach dem Obenerwähnten ja leider so, daß die in den Krankenhäusern und Kliniken ausgebildeten und tätigen Ärzte keine Möglichkeit haben, die segensreiche Wirkung einer ausreichend lange verabreichten Vollwertkost auf die verschiedenen Krankheitsformen zu beobachten. Veröffentlichungen aus solcher Quelle können den Tatsachen also nicht gerecht werden, sondern kolportieren und konservieren nur verhängnisvolle Irrtümer, autoritäre Dogmen und überholte Vorstellungen, die jeder eigenen praktischen Erfahrung entbehren. Die Ergebnisse von Tierversuchen lassen sich aber gerade hinsichtlich der Ernährung in keiner Weise auf den Menschen übertragen.

Mit der Ernährung des Krebskranken wird sich in erster Linie die Familie des Patienten zu befassen haben, für welche diese Hinweise auch vorwiegend bestimmt sind; ferner aber der interne Krebsbehandler, also der Praktiker, dem der Tumorkranke nach seiner Entlassung aus der Klinik, auch aus der ganzheitlich-biologischen Klinik, anvertraut ist. Es ist nicht damit abgetan, daß er sich nur um die Medikamente und Injektionen kümmert. Die Ernährung ist genau so wichtig.

Vollwertkost ist kein Opfer, sondern eine Bereicherung. Sie sollte in ihren wesentlichen Grundzügen zweckmäßigerweise von der ganzen Familie übernommen und beibehalten werden. Denn was zur Heilung des Geschwulstleidens beiträgt, ist folgerichtig auch zur Verhütung des Krebses und seiner Vorstufen nützlich. Der Titel dieses Buches ist deshalb nur bedingt richtig, denn im strengen Sinn gibt es eine »Krebsdiät« nicht. Wir können durch keine noch so exakte Kostform allein ein Geschwulstleiden ausheilen, aber wir können ein ernährungsbedingtes »Milieu« schaffen, welches für das Geschwulstwachstum ungünstig, für die körpereigene Abwehr und Rehabilitation günstig ist.

Die richtige und vollwertige Ernährung des Krebskranken stellt also nur eine Teilmaßnahme der internen Vor- und Nachbehandlung dar. Eine solche hat die Aufgabe, den gesamten Nährboden, das »Krebsmilieu«, auf dem sich die Geschwulst entwickelt, umzustimmen und zu verbessern und damit die Gefahr eines Rückfalles (Rezidivs) oder einer Streuung (Tochtergeschwulstbildung, Metastasierung) zu beseitigen. Innerhalb dieser Vor- und Nachbehandlung spielt die Vollwertkost eine wichtige Rolle, doch macht sie anderweitige therapeutische Maßnahmen, wie Herdsanierung, Beseitigung evtl. vorhandener Erbgifte oder Resttoxikosen früherer Erkrankungen, Bekämpfung der anaeroben*, krebsspezifischen Gärung (Glykolyse) sämtlicher Gewebe des geschwulstkranken und -gefährdeten Organismus (nicht nur des Krebsgewebes), die Verbesserung der Sauerstoffzufuhr und Verwertung, Hebung der körpereigenen Abwehr gegen die Krebszelle durch unspezifisch-naturheilkundliche Methoden oder auf spezifisch-immunbiologischem** Weg, Hemmung des Geschwulstwachstums durch unschädliche Cytostatica***, Vernichtung restlicher Geschwulstzellen durch Cytolytica usw. nicht entbehrlich. Erst wenn all diese Heilmaßnahmen eingesetzt werden, kann man von einer Ganzheitstherapie sprechen.

Was wir für den Krebskranken brauchen, ist jedenfalls eine in vierfacher Hinsicht vollwertige Ernährung, wie wir sie praktisch für jeden anderen

---

* Unter Sauerstoffausschluß verlaufend.

** Auf natürliche Weise gegen Krankheitsanfälligkeit immun machend.

*** Stoffe, die das Wachstum normaler oder krankhafter Zellen hemmen und ihre Teilung verhindern.

Kranken und im weitesten Sinn auch für den Gesunden fordern müssen. Diese vierfache Forderung bezieht sich auf

1. die optimale und maximale Zufuhr von Vitalstoffen,
2. die Vermeidung karzinogener oder krebsfördernder Bestandteile,
3. die ausreichende, aber keinesfalls überschießend kalorische Versorgung,
4. die geschmackliche und digestive Bekömmlichkeit unter Berücksichtigung der individuellen Verdauungssituation des Krebskranken.

Von einer Vollwertkost, die auf die Dauer nutzbringend, akzeptabel und ansprechend sein soll, muß die Erfüllung dieser vier Forderungen verlangt werden. Kostformen bestimmter Richtungen und Lehren sind erfahrungsgemäß oft einseitig und wenig abwechslungsreich. Die in ihnen enthaltenen Verbote entbehren oft jeder wissenschaftlichen Begründung. Sie werden vom Kranken einige Zeit, aber meist nicht auf lange Sicht eingehalten, wie es gerade bei Krebs unbedingt erforderlich ist. Die hier beschriebene Ernährung entspricht in etwa den fundamentalen Empfehlungen des ersten systematischen und wissenschaftlichen Lehrers für Gesundkost, Bircher-Benner. Sie verbietet nur, was bei regelmäßigem Genuß absolut schädlich ist, nicht nur für den Krebskranken, und bevorzugt alles, was auch dem Gesunden jede Mahlzeit zu einem Quell der Freude, der Abwechslung und der steten Gesundheit macht. In dieser Weise kann sich die ganze Familie jahraus, jahrein ernähren, ohne etwas zu entbehren, und hat damit die Gewißheit, von dieser Seite her alles für ein vollwertiges Gebiß, für eine einwandfreie Verdauung, einen funktionstüchtigen Stoffwechsel, eine elastische Abwehr, ein promptes Regenerationsvermögen und damit für ein langes, leistungserfülltes Leben getan zu haben.

Diesem Ziel, das weit über die Ernährung des Krebskranken hinausgeht, zu dienen, ist das Verdienst und die Aufgabe dieses Buches, für dessen Schaffung wir den Verfassern zu danken haben. Frau Lisa Mar sei zusätzlich gedankt für die große Mühe, die sie sich mit der Herausgabe der verbesserten und erweiterten 2. Auflage gegeben hat. Möge ein großer Leserkreis den erhofften Nutzen daraus ziehen.

Dr. med. K. Windstosser
Institut für prä- und postoperative Tumortherapie
4902 Bad Salzuflen, Moltkestr. 13

Wir müssen lernen, richtig zu essen

Aus einigen, der guten und schon so schön gediehenen Sache wegen gern gegeben Hinweisen zur Neuauflage dieses Buches entwickelte sich ein weiterer Gedanken- und Materialaustausch mit der verehrten Verfasserin, der auch bei leichter Übertreibung nicht Mitarbeit genannt werden kann.

Zu einem Vorwort ermuntert, benutze ich die Gelegenheit gerne, um von der Warte des um Lebensmittel bemühten Chemikers Hinweise und Aufklärung über Fragen zu geben, die in der einschlägigen Literatur häufig mehr in Form von Anschauungen anstelle von Tatsachen beantwortet werden; nur mit letzteren kann geholfen werden.

»Nulla morbus sine infirma, nulla infirma sine conditio« besagt, daß keine Krankheit ohne Schwäche, Anfälligkeit, Disposition und keine Disposition ohne Grund entsteht. Heute stellen wir uns also die Frage, ob unsere Anfälligkeit größer geworden ist oder die Zahl der auf uns einwirkenden Schäden, Noxen. Sehr wahrscheinlich ist beides der Fall. Aber beides kann beeinflußt werden durch die Ernährung als der Basis und Voraussetzung allen Lebens. Und in diesem Bereich sind in den letzten 100 Jahren größere Veränderungen eingetreten als in 100000 Jahren davor. Gleichzeitig ist die Selektion durch die Fortschritte der Medizin stark verringert, so daß die Disposition zu bestimmten Krankheiten stärker überlebte als vorher.

Trotz des ganzen »Fortschrittes« sind aber unsere Instinkte und besonders die auf die Nahrung bezüglichen dieselben geblieben, wie etwa zur Zeit der Völkerwanderung; d.h. das gute Alte oder leider das, was dafür gehalten werden muß — infolge dieser Instinkte —, blieb in der Ernährung vorherrschend, obgleich unsere Lebensart sich von der des körperlich strapazierten Menschen weit entfernt hat. Die industrialisierte Nahrung ist z.T. besser, aber oft auch erheblich schlechter als früher, aber wer will ihr das ohne Laboratorium ansehen. Wir kaufen mit den Augen und hinter denen steht der uralte Geschmacksinstinkt, der z.B. das früher so seltene, kostbare und in den damals zur Verfügung stehenden Mengen auch gesunde *Süße* bevorzugte. Das heutige Süße aber, der Zucker, ist etwas ganz anderes, ist seiner natürlichen Begleitstoffe beraubt die chemisch reine Substanz Saccharose, die in der Natur so isoliert sonst keinem Lebewesen zur Verfügung steht. Diese nun nach dem nicht mehr zeitgemäßen Instinkt im Übermaß genossen, ist eine Fehlernährung, die zu Überbeanspruchung unserer Blutzuckerregulation führen kann, mit den verschiedensten Folgen, je nach »conditio«, nach den körperlich-konstitutionellen Voraussetzungen.

Wir können also nicht mehr mit unseren veralteten Instinkten allein leben, wir müssen auch den Verstand mit dazu nehmen, d.h. wir müssen *lernen* richtig zeitgemäß zu essen. Wir müssen lernen, daß der Instinkt manchmal ganz richtig ist, z.B. bei gutem Vollkornbrot, daß er falsch ist beim Fett, welches der frühere Mensch gerne in größeren Mengen »verkraften« konnte, weil er es über seine Kräfte in seine harte Arbeit stecken mußte, um zu existieren. Wir haben dafür Motoren! Wir müssen lernen, damit wir einsehen, daß fast alle unsere Nahrungsmittel sich heute nach industriellen Gesichtspunkten, solchen der Haltbarkeit z.B. vom weißen Mehl bis zum viel zu dickschaligen Apfel oder der viel zu festen und dabei aromaarmen Erdbeere entwickelt haben. Manche Kinder wissen heute schon garnicht mehr, wie früher eine Erdbeere geschmeckt hat; ist es da ein Wunder, daß sie ein stark »aromatisiertes« Eis vorziehen? Viele dieser Industrieprodukte z.B. viele Konserven sind ausgezeichnet, besser als wenn die Hausfrau sie halbwelk auf dem Markt kauft und selbst einmacht, aber viele andere Produkte sind wichtiger Begleitstoffe beraubt, um sie haltbar zu machen, oder andersartig verändert, wie die Milch. Es steht also dem guten Alten das gute Neue gegenüber und es ist schwer sich da hindurch zu finden. Die vom Gesundheitsministerium angestrebte bessere Klarheit und Wahrheit in der Werbung für Lebensmittel ist in diesem Zusammenhang sehr zu begrüßen.

Auch dieses Buch ist in dieser Hinsicht hilfreich und nützlich. Nur muß es nicht nur einmal gelesen, sondern häufig zu Rat gezogen werden, bis man langsam ein eigenes Urteil im Bereich der Nahrungsmittel erlangt. Etiketten sind Papier und dieses ist geduldig. Daß etwas unter der Kontrolle eines Lebensmittelchemikers hergestellt wird, braucht evtl. nicht mehr zu bedeuten, als daß Contergan unter der Aufsicht von geprüften Pharmazeuten hergestellt wurde. Die Vergiftung des Rheines mit Insektengiften z.B. zeigt einmal mehr, wie sehr wir allseits von den nicht zu zügelnden Auswüchsen und Entgleisungen unserer industriellen Welt umgeben sind.

Der Mensch, der Kranke besonders, der selbst oder mit Hilfe seiner Umgebung eine einschneidende Umstellung von Kost und Lebensweise — nach gewonnener Einsicht — vollbringt, ahnt anfänglich kaum, welchen großen Wandel er damit in seinem leiblich-seelischen Bereich vollbringt. Er gewinnt mit seiner Einstellung zu seiner Ernährung einen festeren Stand im Leben. Als Kranker ist er gesundheitsaktiv und ergibt sich nicht in ein angeblich unvermeidliches Schicksal. Aus all diesen Gesichtspunkten ist eine frühzeitige Ernährungsumstellung einer Erhöhung der Abwehrkraft gegen Zivilisationsschäden gleichzusetzen; sie ist vor der Bildung sich durchsetzender Tumorzellen genauso wichtig, wie deren frühzeitige diagnostische Erkennung und Beseitigung.

Tumoren — wie auch manche anderen Erkrankungen — haben 3 Entstehungsmöglichkeiten:

1. Schicksalhaft, durch Mutation, d.h. durch sprunghafte, noch nicht begründbare Änderungen von Zellbestandteilen oder durch Viren bedingt.

2. Zivilisationsbedingt, sowohl durch unsere Lebensweise, wie durch die Lebensumwelt, von der falschen Ernährung bis zu »Giften« in Nahrung, Wasser, Luft oder Mängeln in diesen drei Lebensfaktoren.

3. Eigenverschulden, bei heute klar erkannten Gefahren, z.B. Rauchen!

Kuhl hat nicht etwa die milchsauer vergorenen Nahrungsmittel, sondern die Milchsäure als solche zum Arkanum, zum Allheilmittel gemacht, ohne auch nur das Geringste für deren Wirkungsweise beweisen zu können. Schon in frühen Stadien der Bakteriologie gab es Fürsprecher für Yoghurt und Kefir; nach dem ersten Weltkrieg aus dem Balkan mitgebracht, waren diese Zubereitungen Mode und für ihre wohltätige Wirkung gab es manchen Hinweis, aber kaum einen Beweis. Erst in letzter Zeit haben sich einige Wissenschaftler in München und Gießen mit diesen Fragen so befaßt, daß man hoffen kann, einer Erklärung näher zu kommen. Vielleicht erweist sich die große Menge an Milchsäure auf- und abbauenden Fermenten in diesen Produkten als ebenso wichtig wie die Milchsäure selbst. Diese Säure kommt nun in zwei unterscheidbaren und sicher nicht gleich wirkenden Formen vor: der Linksmilchsäure, die im Stoffwechsel unserer Muskeln usw. eine wichtige Rolle spielt und sehr schnell im Körper auf- und umgebaut werden kann, und der Rechtsmilchsäure, die in unseren Körpern ganz wenig oder gar nicht vorkommt und mit der unsere körpereigenen Fermente nicht so flott umgehen können, wie mit der gewohnteren Linksmilchsäure. Nun muß man aber wissen, daß die seit alters her für gesund gehaltenen milchsauren Produkte von der sauren Milch bis zum Sauerkohl mit all dem vielen, was bei manchen Völkern noch dazwischen liegt, beide Milchsäurearten etwa zu gleichen Teilen enthalten (Racemat). Wenn also gesundheitlich Erfolge erzielt wurden, dann mit einer Mischung von halb Links- und halb Rechts-Milchsäure. Der Behauptung: die körpereigene Linksmilchsäure sei wirksamer oder gar allein wirksam, kann die Vermutung gegenübergestellt werden, die Rechts-milchsäure verweile länger im Körper und rufe damit die Bildung Milchsäure abbauender Fermente in besonders starkem Maße hervor, wodurch auch dem in die Milchsäurebildung entgleisten Stoffwechsel eines Tumors entgegengewirkt würde. Für letzteres spräche die uralte Erfahrung mit den milchsauren Lebensmitteln. Die Erklärung der näheren Zusammenhänge ist zur Zeit noch ganz offen und kein Verbraucher sollte sich durch Reklame vom Altbewährten abbringen lassen, wenn es ihm bekommt und schmeckt. Vom Sauerteigbrot sei hier noch erwähnt, daß das darin enthaltene Eiweiß und wahrscheinlich auch andere Stoffe durch die Tätigkeit der milchsäurebildenden Bakterien bzw. deren Fermente in der günstigsten und bekömmlichsten Weise aufgeschlossen sind, wie Lubig in Bonn zeigen konnte. Über milchsaure Lebensmittel ließen sich auch beim heutigen Stand der Wissenschaft schon Bücher schreiben, die helfen würden auseinander zu halten: Ernährungstatsachen, Ernährungsglauben und Ernährungsgeschäftemacherei, doch ist hier nicht der Platz dafür; aber auf eines sei noch hingewiesen: Hier wie auch bei anderen Lebensmitteln ist die Qualität der Ausgangsmaterialien und ihre schonende und sorgfältige Verarbeitung eine wichtige Voraussetzung für eine gesunde Ernährungswirkung. Ein Übermaß an Spelzen und Sand im Brot oder schwarz-grauer Bodenbelag im Joghurtbecher sprechen nicht für qualitativ hochstehende Ausgangsprodukte.

Viel ist die Rede von den Anthocyanen, womöglich heilsamen Farbstoffen, in den Roten Beten. Anthocyane kommen in Trauben, Johannisbeeren, Kirschen und manchen anderen Früchten vor, nur nicht in den Roten Beten, deren Farbstoff Betanin ein sogenanntes Glucosid ist; daneben enthalten sie einer stickstoff-freien gelben Farbstoff, der in der beliebten Essigzubereitung auch in Rot übergeht. Wir brauchen dem fehlenden Anthocyan gar nicht nachzutrauern, hier hat die Reklame mal wieder mit nicht beherrschten Begriffen gespielt, — denn auch andere Farbstoffe können eine entsprechende positive Wirkung ausüben, ohne unter ein Schlagwort zu fallen! — und diese Wirkung hat sich für Rote Bete in einigen veröffentlichten klinischen Befunden Ungarischer und Deutscher Ärzte gezeigt.

Von einem krebserregenden Stoff, dem 3,4-Benzpyren ist gelegentlich in Illustrierten und Gesundheitsmagazinen die Rede und wird wahrscheinlich noch öfter die Rede sein, denn eine kürzlich erschienene breit angelegte Zusammenstellung der Mengen dieses Stoffes, die in den verschiedensten Nahrungsmitteln gefunden wurden, zeigte, daß praktisch kein Nahrungsmittel in der zivilisierten Welt ganz frei davon ist. Man darf hier aber nicht unnötig erschrecken, denn die modernen Nachweismethoden erlauben es erfreulicherweise, noch 1 millionstel Gramm dieses Stoffes in einem Kilogramm zu finden. Solche Werte sind für die Forschung von äußerster Wichtigkeit, für den Verbraucher aber, soweit wir heute wissen, ohne Bedeutung, wenn er die häufige Verwendung von Nahrungsmitteln, wie Geräuchertes und Geröstetes — wie im späteren Text ausgeführt — vermeidet. Die wesentlichste Quelle dieses Giftes dürften die Industrie- und Motorabgase und der Tabakrauch sein. Es stimmt nachdenklich, wenn in argentinischem Leinöl nicht einmal Spuren von Benzpyren gefunden wurden, wohl aber in solchem kanadischer Herkunft.

In diesem Zusammenhang sei erwähnt, dass in der UDSSR seit längerem die Verwendung von Pflanzen, die in einem bestimmten Streifen neben den Autobahnen gewachsen sind, für die menschliche Ernährung verboten ist. In einigen osteuropäischen Staaten, aber auch in Schweden und Dänemark ist übrigens auch die Verwendung von DDT verboten, das unter anderem eine bleibende »Verunreinigung der Natur« zur Folge hat. In unserer deutschen Gesetzgebung wurde in der letzten Zeit sicher schon sehr viel getan, besonders, wenn man an die Zeit denkt, in der nichts geschah und im Zuge des Wiederaufbaus oft beide Augen zugedrückt wurden, so daß ein neues Lebensmittelgesetz nötig wurde. Die letzte Konsequenz fehlt unserer Gesundheitsgesetzgebung immer noch, wie obige Beispiele und die Einstellung des Staates zum Rauchen zeigen. Von Seiten der physiologischen und der Bio-Chemie gibt es heute nicht den geringsten Zweifel mehr daran, daß das Rauchen die Entstehung von Krebs in den Atmungsorganen begünstigt oder hervorruft. Dazu sprechen die großen Zahlen der amerikanischen und englischen Statistiken eine zu deutliche Sprache. Wie bei jeder Wissenschaft werden die damit zusammenhängenden Probleme vielseitiger und verwickelter, je mehr man sich damit beschäftigt. Auch das Rauchproblem ist vielgestaltig: schon von den Rauchgewohnheiten her und auch hinsichtlich der verschiedenen Wirkung der giftigen Bestandteile des Rauches. Laut englischen Statistiken ist in den letzten 40 Jahren die Lungenkrebs-Häufigkeit auf das 40-fache angestiegen (Deutsches Ärtzteblatt Nr. 2, 1965, S. 85). Die allgemein höhere Lebenserwartung spielt hierbei keine Rolle! Der Anstieg ist entsprechend den Rauchgewohnheiten bei den Männern viel stärker als bei den Frauen! Bei 10—20 Zigaretten pro Tag ist die Wahrscheinlichkeit, an Krebs zu erkranken, schon auf das 10-fache angestiegen; bei etwa 40 Zigaretten pro Tag schon auf das 24-fache. Die Wirkung ist kompliziert: als Hauptkarzinogen gilt das 3,4 Benzpyren, aber auch andere im Rauch enthaltene Stoffe wie Arsen, das gefährlich radioaktive Polonium 210, das giftige Kohlenmonoxyd und der unvermeidliche Teer dürften dabei wichtige Nebenrollen spielen. 20 Zigaretten täglich ergeben im Jahr eine einverleibte Menge von

100 Gramm(!) Tabakteer. Die Inhaltsstoffe des Tabakrauches lähmen die Selbstreinigung der Atemwege sowohl von den Rauch- wie auch anderen Giften die täglich unvermeidlich eingeatmet werden. Sowohl die unvollkommene Verbrennung im Automotor wie die schwarzen Fahnen hinter den Düsenflugzeugen liefern hier neben den Industriequellen ihren Beitrag.

Nicht wenige Ärzte halten die gefäßschädigende Wirkung des Nikotins für noch alarmierender als die krebserzeugende (Deutsches Ärzteblatt Nr. 41, S. 2154/1964). Nach Prof. H. Klensch, Bonn, geht die Herz- und Kreislaufbelastung durch eine halbe(!) Zigarette bis zu 35% über die Norm hinaus. 20 Zigaretten pro Tag entsprechen der Belastung von achtstündigem, pausenlosen Radfahren gegen leichten Wind, allerdings ohne die positiven Wirkungen, die mit solcher körperlichen Arbeit verbunden wären. Der Blutdruckanstieg liegt bei Rauchern bei diesen Versuchen 20% höher als bei Nichtrauchern, der Puls steigt unter gleichen Bedingungen doppelt so stark an.

Jeder mag es sich politisch selber deuten, daß die Bundesrepublik noch eines der wenigen Länder ist, in dem es noch Raucherlaubnis in öffentlichen Nahverkehrsmitteln gibt, obgleich sich z.B. in Hamburg 85% der Befragten dagegen ausgesprochen hatten. Als Denkhilfe sei dem Leser die Zahl der Zigaretten und die Ausgaben in DM dafür, jeweils in Milliarden genannt!

	Zigaretten	DM
1950	25,1	2,55
1956	51,6	4,42
1960	71,0	5,99
1963	85,0	7,17

Nach dem geglückten Mondflug muß hier eine Stelle aus der berühmten englischen Ärztezeitschrift »Lancet« zitiert werden:

»Künftige Geschichtsschreiber werden den Kopf darüber schütteln, daß wir es nicht fertig gebracht haben, das Problem des Rauchens auch nur teilweise zu lösen, nachdem bekannt geworden war, wie gefährlich es ist! Es ist durchaus möglich, daß die gewaltige und ständig steigende Zahl der durch Lungenkrebs geforderten Opfer einst von der Geschichte als eine schwere Anklage gegen das politische und wirtschaftliche Leben unserer Zeit gewertet wird.«

Dieses Buch will den Leser führen, wenn er einen positiven Weg gehen will, den zu gehen heute gar nicht einfach ist. Es will ihm dazu sachliche Urteilsmöglichkeiten vermitteln und nicht etwa billige »Gute Ratschläge«

geben. Mit entsprechendem Ernst muß es gelesen, ja durchgearbeitet werden, denn das tägliche Leben, die tägliche Reklame sagt oft das Gegenteil von dem, was hier geschrieben steht.

Weiterer Worte bedarf es nicht für dieses Buch, in dem wesentlich mehr an Erfahrung vermittelt wird, als man beim ersten Eindruck bemerken kann. Ein Buch dem man ernstlich, wenn auch vielleicht zuerst mühsam folgen muß.

Dr. Friedrich Martens

Gibt es einen Schutz vor Krebs durch Ernährung?

Über dieses Thema veröffentlichte die Hamburger Wochenzeitschrift »*Stern*« (44/69) das Ergebnis einer Umfrage bei sechs namhaften Krebs- und Ernährungsexperten des In- und Auslandes.

Hier in Stichworten die Antworten:

Clemmesen, Prof. J., Kopenhagen, Leiter der Dänischen Krebsstatistik: »Ja, bei einigen Krebsarten möglich.«

Dungal, Prof. Niels, Reykjavik, Direktor des Pathologischen Instituts der Isländischen Universität: »Vor allem Vorsicht mit *geräucherten,* fetten Speisen bei Fisch und Fleisch.«

Graffi, Prof. Arnold, Berlin-Buch, (DDR), Leiter des Instituts für experimentelle Krebsforschung: »Tierexperimentelle Untersuchungen zeigten, daß sehr *kalorienhaltige* (speziell *fettreiche*) Kost krebsfördernd wirken kann.«

Heepe, Prof. Fritz, Stade (BRD), Leiter der Medizinischen Klinik des Krankenhauses: »Mit stark *geräucherten* Produkten sollte man zurückhaltend sein.«

Heyden, Prof. S., Durham (USA), Leiter der Abt. Epidemiologie der Universität: »Nein. Jedoch Verhütung von Krebsen der Mundhöhle, der Speiseröhre durch *Alkoholenthaltsamkeit.*«

Nowikow, Prof. A., Moskau, Vizedirektor des Krebsforschungs Instituts »P. Herzen«: »Systematische *Überernährung* fördert die Entstehung von Geschwülsten. In der Sowjet-Union strenge Kontrolle der Herstellung und Technologie von Lebensmitteln, darunter der *Räucherwaren:* Speiseröhrenkrebs durch übermäßig heißes Essen.«

Gleichlautend äußert sich der Mannheimer Experte *Prof. Dr. Ferdinand Schmidt,* Forschungsstelle für präventive Onkologie* Universität Heidelberg: »Ernstgemeinte Versuche sollten auch im Hinblick auf eine »*Krebsdiät*« begrüßt werden. Man sollte sich in der Medizin grundsätzlich davon freimachen, daß nicht sein kann, was nicht sein darf.« (Selekta 37/68). Diese Feststellungen aus aller Welt dürfen nicht überhört werden. Sie beweisen die Notwendigkeit

* *Onkologie* = Lehre von den Geschwülsten.

sachlicher Aufklärung über Ernährungsfragen. Nur wer die Gefahr kennt, kann sich dagegen wehren. Damit soll keine Krebsangst hervorgerufen werden. Die hier ausgesprochenen Warnungen sollen aber auch nicht zu jenem verhängnisvollen Fatalismus verleiten, der glaubt, alle Empfehlungen ungestraft in den Wind schlagen zu können.

Die Bedeutung der Aufklärung am Krankenbett wurde mir besonders deutlich bewußt während meiner Tätigkeit in der Ringberg-Klinik in Rottach-Egern am Tegernssee, Chefarzt Dr. Issels, im Jahre 1966. Die Diätversorgung der Kranken nach der Entlassung aus der Klinik wirft für die Angehörigen und Pflegekräfte schwerwiegende Probleme auf. Zu ihrer Lösung will dieses Buch beitragen. Es kann aber nicht den Arzt überflüssig machen. Sein Rat unentbehrlich.

Besonderen Dank für selbstlose Beratung bei der vorliegenden Überarbeitung dieses Buches gebührt den Herren Lebensmittelchemikern Dr. E. Hanssen und Dr. F. Martens sowie Herrn Prof. Dr. med. van Dorp, Poole (England) und Herrn Dr. med. Karl Windstosser, Bad Salzuflen, nicht aber zuletzt dem Walter Hädecke Verlag für die Neuherausgabe der Schrift.

Rastatt, September 1970

Lisa Mar
Ernährungsberaterin

Professor Dr. med. H. O. Kleine

DER EINFLUSS DER ERNÄHRUNG AUF DAS KREBSWACHSTUM

Diesem Buch liegen Erfahrungen zugrunde, die in fast dreißig Jahren gesammelt wurden, während derer der Verfasser als Chefarzt die Städtische Frauenklinik in Ludwigshafen am Rhein, dem größten Ballungszentrum chemischer Industrie in Europa, leitete.

In der Deutschen Bundesrepublik sterben heute jährlich etwa 120 000 Menschen an Krebs, der bei uns zur zweithäufigsten Todesursache geworden ist. Bei Männern werden vor allem Magen-, Lungen- und Darmkrebs beobachtet. Bei Frauen zeigen sich Krebserkrankungen am häufigsten am Magen, an den Geschlechtsorganen sowie an der Brust.

Trotz aller bewundernswerter Leistungen der Operateure und Bestrahlungsärzte erliegen heute immer noch 80% der Krebsträger ihren Leiden, vor allem deshalb, weil die Kranken den Arzt zu spät aufsuchen. Darum ist es unsere Pflicht, nach weiteren Möglichkeiten Ausschau zu halten, um auf diese tückische Krankheit Einfluß zu gewinnen. Wir denken an die Chemotherapie und an diätetische Maßnahmen. In der vorliegenden Abhandlung sollen nur *Diätfragen* untersucht werden. Die positiven Ergebnisse von Tierexperimenten befürworten einen solchen Versuch, aber auch gewisse Erfahrungen, die man beim Menschen machen konnte, z. B. in Dänemark.

Dort starben 1923 von 100 000 Einwohnern, zwischen 45 und 64 Jahren, etwa 800 an Krebs. Dann ermahnte Professor Hindhede eindringlich die Bevölkerung, weniger Fett und Fleisch zu essen und mehr pflanzliche Erzeugnisse. Dieser Rat wurde befolgt. Daraufhin stieg der Gemüseumsatz um ein Mehrfaches, die Krebssterblichkeit sank aber 1936 auf 630 Menschen pro 100 000 Einwohner ab.

Durch die im Jahre 1926 von Professor Dr. Otto Warburg veröffentlichte grundlegende Arbeit »Über den Stoffwechsel der Tumoren« erhielt die Krebsforschung eine völlig neue Grundlage. Professor Warburg hatte erkannt, daß die Krebszellen ihre Energie aus der einfachen primitiven Spaltung von Zucker in zwei Milchsäureanteile gewinnen und nicht wie höher organisierte Zellen über das komplizierte System der Atmung, wo bei wechselseitiger Steuerung Zucker mit eingeatmetem Sauerstoff bis zur auszuatmenden Kohlensäure gänzlich abgebaut wird. Die hochentwickelte atmende Zelle ist also in den jahrmillionenalten, primitiven Urzustand des einfachen Spaltungs-Stoffwechsels zurückgefallen. Auch nach Bazalla entsteht der Krebs durch Rückverwandlung der *atmenden* Zellen in die sich *spaltenden* Primitiv-Zellen, aus denen sie entwicklungsgeschichtlich stammen. Die Schädigung betrifft die Mitochondrien, minimale Körner im Zellplasma, in denen die Atmungsfermente lokalisiert sind, bestimmte Eiweißgebilde, welche die Zellatmung regeln.

Läßt sich der Krebs ausschließlich durch eine bestimmte Diät heilen? Nein! Eine Krebsdiät ist eine *unspezifische* Behandlungsmaßnahme, die nur Zusatzwert besitzt im Rahmen der *spezifischen* Behandlungsmaßnahmen, d. h. der Operation und Bestrahlung. Wohl aber ist zu hoffen, daß eine richtige Diät auch mit dazu beiträgt, den Krebs zu *verhüten*, wofür diese Abhandlung Unterlagen bringen möchte.

Nach welchen Grundsätzen ist demnach zu verfahren, um die besten Erfolge bei Krebskranken zu erzielen?

- Möglichst frühzeitige Diagnosestellung und damit frühzeitige Behandlung.
- Möglichst radikaloperativer Eingriff.
- Fachgemäße Röntgen- und Radiumbestrahlung.
- Zusätzliche chemotherapeutische Maßnahmen (mit Hilfe der sogenannten Zytostatika).
- Zusätzliche Umstellung auf eine Diät, die möglichst keine krebsbegünstigenden Stoffe enthält, dagegen viele Substanzen, die der Abwehrschwäche, der Disposition zum Krebs entgegenwirken. Eine solche Diät ist ohne Unterbrechung einzuhalten.

Bisher wurde das Diätproblem bei Krebspatienten allzusehr vernachlässigt. Aus diesem Grunde dürfte der vorliegende Ratgeber willkommen sein. Er ist das Ergebnis der Zusammenarbeit eines Klinikers und einer erfahrenen diätetischen Beraterin. Diese Schrift gehört nicht nur in die Hand der Ärzte, sondern vor allem in die Hand der Kranken und Gefährdeten, da deren aktive Mithilfe und das Erkennen der eigenen Chancen gerade bei Diätfragen von entscheidender Bedeutung ist.

Allgemeines über Krebsentstehung

1. BEGINNT KREBS ALS ALLGEMEINERKRANKUNG ODER ALS ÖRTLICH BEGRENZTE KRANKHEIT?

Krebs beginnt als örtlich begrenzte Wucherung von Epithelien, das sind Zellen, welche die äußere und innere Körperoberfläche überkleiden, z. B. Haut, Luftröhre, Magen, Darm, Scheide, Gebärmutter. Später wuchern diese Zellen schrankenlos, d. h. bösartig weiter.

2. WODURCH UNTERSCHEIDET SICH DER STOFFWECHSEL DER KREBSZELLEN VON DEM DER NORMALEN ZELLEN?

Die normalen Zellen *atmen*, d. h. sie verwerten den Luftsauerstoff, wenn sie den zu ihrer Ernährung benötigten Zucker zu Kohlensäure und Wasser abbauen.

Die entarteten Krebszellen brauchen keinen Sauerstoff mehr. Sie können sich deshalb auch ohne diesen, z. B. bei schlechter Durchblutung des Gewebes, vermehren. Die Krebszellen verbrauchen den Zucker also ohne Hilfe des Sauerstoffs nach Art der Hefezellen, an denen der Nobelpreisträger Professor Dr. Warburg diese Zusammenhänge studiert hat. Der Zucker wird dabei nicht zu Kohlensäure und Wasser verbrannt, sondern nur in Milchsäure umgewandelt.

3. WORAUF BERUHT DIE WIRKUNG SÄMTLICHER KREBSZELLEN?

Krebszellen erzeugen Stoffe, welche die Atmungsfermente der normalen Zellen zerstören. Dadurch wird die lebenswichtige Sauerstoffversorgung auch der normalen Zellen verhindert, die infolgedessen zugrunde gehen. Es wuchern dann diejenigen Zellen, die ohne Sauerstoff mit Hilfe des sauerstoff-freien Stoffwechsels ihre Energie gewinnen — die Krebszellen (Prof. Dr. Warburg).

4. WIEVIELE REIZE SIND HEUTE BEKANNT, DIE KARZINOGEN WIRKEN, D. H. KREBS HERVORRUFEN KÖNNEN?

Man kennt heute nach Prof. Dr. Bauer mehr als 600 Karzinogene (= Kanzerogene = Krebserzeuger).

Krebs kann durch *mechanische* Reize entstehen, z. B. durch Druck oder Reibung bei entsprechend langfristiger Einwirkung.

Es gibt *physikalische* Reize, die Krebs erzeugen, z. B. falsch dosierte Röntgenbestrahlung oder zu intensive Sonnenstrahlenwirkung.

Es gibt *chemisch* hervorgerufenen Krebs, z. B. Krebs durch Einwirkung von Teer, Asphalt, Ruß, Anilinfarben.

Im Jahre 1932 wurde im Londoner Königlichen Krebshospital das 3,4 Benzpyren im Teer als Karzinogen erkannt. Dieses Benzpyren findet sich z. B. im Straßenstaub, im Zigarettenrauch, in den Autoabgasen und in Nahrungspflanzen. Es entsteht beim Braten und Räuchern von Fleisch und Fisch, Wurst und Schinken.

Karzinogene können sogar in Naturprodukten vorkommen. Z. B. finden sich in manchen Gegenden größere Mengen Arsen im Trinkwasser. Arsen ist ein anorganisches Karzinogen, das Krebs hervorrufen kann, in Schlesien als Reichensteiner Krankheit bekannt. In der Schrift von Prof. Dr. Eichholtz »Biologische Existenz des Menschen in der Hochzivilisation« lesen wir, daß es heute 322 chemische Stoffe gibt, die im Tierversuch karzinogen wirken, und 23 Chemikalien, die für den Menschen sicher krebserregend wirken.

Pestizide (Pflanzenkrankheitsbekämpfungsmittel), *Herbizide* (Unkrautbekämpfungsmittel), *Insektizide* (Gifte gegen Schad- und andere Insekten) sind chemische Stoffe zum Schutze der Pflanzen. Letztere, bekannt unter der Bezeichnung DDT (Dichlor-Diphenyl-Trichloräthan) sind nicht nur ein hochwirksames Kontaktgift zur Insektenbekämpfung: schon in geringen Mengen oral (durch den Mund) aufgenommen, erhöhen sie die Geschwulstbildung bedeutend, wie Untersuchungen am Institut für Biochemie (Universität Stockholm und Arbeitsgruppe für Umwelttoxologie, Ökologieforschungskomitee,* Schwedischer Forschungsrat der Naturwissenschaften) bewiesen haben. Diese Stoffe gelangen durch die damit besprühten Nahrungspflanzen (Gemüse, Salat, Obst) in den menschlichen Körper und über die Futterpflanzen in das Fleisch der Schlachttiere. Derartige Chemikalien werden durch Kochen nicht zerstört. Infolge ihrer Fettlöslichkeit dringen sie in das Innere der Pflanzen ein. Auch in der Kuhmilch können sie sich finden. Selbst im Fett der Robben in der Antarktis fand man DDT in deutlich nachweisbaren Mengen.

Das letzte Pflanzenschutzmittel-Verzeichnis enthielt 4000 solcher gebrauchten Stoffe oder Stoffgemische. In der deutschen Bundesrepublik werden heute jährlich 4,9 kg dieser Pflanzenschutzmittel pro Hektar landwirtschaftlich genutztem Boden verwendet — ein trauriger Rekord, denn in den USA sind es »nur« 4,3 kg. Wir haben uns vorerst mit dieser

* Ökologie = Lehre von den Beziehungen der Lebewesen zu ihrer Umwelt.

bedauerlichen Tatsache abzufinden. Es ist aber das wichtigste Anliegen aller auf diesem Gebiete arbeitenden Fachleute, hier Wandel zu schaffen. Beispielhaft gingen die Geigywerke in Basel voran, die seit Jahren die Produktion von DDT eingestellt haben, für dessen Entdeckung der Geigy-Chemiker Dr. Paul Müller 1948 den Nobelpreis erhielt (Selecta 16/70).

Erstes Zeichen einer Besserungstendenz ist die sog. Höchstmengenverordnung. Leider schiebt sie in praktisch unmöglicher Weise dem Obst- und Gemüsehändler die Verantwortung für den Gehalt an Pestiziden zu und nicht den Erzeugern, die sie — schlimmstenfalls unsachgemäß — verwenden.

Die Entstehung von Krebs durch chemische Stoffe wird von Prof. Dr. Eichholtz in 2 Stadien eingeteilt:

Das Stadium der chemischen Schädigung.

Das Stadium der Auslösung der eigentlichen Krebswucherung.

Dieses zweite Stadium kann erst nach vielen Jahren eintreten, ausgelöst durch die sogenannten Karzinogene, z. B. Ruß, chemische Lebensmittelzusätze oder Zigarettenrauch.

5. WELCHER ALLGEMEINE GRUNDSATZ IST BEI DER KREBSVERHÜTUNG ZU BEFOLGEN?

Wir alle müssen bestrebt sein, alle Karzinogene kennenzulernen, weil wir ja erst dann in der Lage sind, den Kontakt mit ihnen zu vermeiden. Trotzdem müssen wir uns mit der Tatsache abfinden, daß es kaum möglich sein dürfte, alle kanzerogenen Stoffe aus unserer Nahrung zu entfernen, weil beinahe alle pflanzlichen Nahrungsmittel solche Stoffe enthalten. Wir leben heute gezwungenermaßen in einer kanzerogenverseuchten Umwelt. Das Unterfangen, alle Schadstoffe auszumerzen, wird wohl immer ein schöner Traum bleiben. »Mit den Kanzerogenen leben«, ist vorläufig unser Schicksal. Dies sollte aber gerade den Anstoß dazu geben, wenigstens dort Gefahrenquellen auszuschalten, wo dies mit einem vertretbaren Aufwand möglich ist. Der »Gesamtpegel« einverleibter Kanzerogene muß also durch weitestgehende Beschneidung aller in Frage kommenden Teilkomponenten rücksichtslos gesenkt werden.

Daß durch eine systematische Vorbeugung tatsächlich Krebs verhütet werden kann, beweisen die Behandlungserfolge auf dem Gebiet der sogenannten Berufskrebse (Schornsteinfegerkrebs, Paraffinarbeiterkrebs, Anilinkrebs, Röntgenkrebs usw.).

Die von Prof. Dr. Eichholtz aufgestellte Forderung der gesetzlichen

Anmeldepflicht der heute in Deutschland gebräuchlichen Lebensmittelzusätze ist durch die Fremdstoffverordnung, bzw. durch die Novelle zum Lebensmittelgesetz teilweise erfüllt. Danach ist die Deklaration von Konservierungsstoffen, welche überdies geprüft und zugelassen sein müssen, zur Pflicht gemacht. In den USA gibt es eine entsprechende Liste, die 500 chemische Stoffe anführt.

In Schweden gibt es ebenfalls eine derartige Liste, die 500 Stoffe benennt, von denen aber nur 192 zugelassen sind.

6. WAS VERSTEHT MAN UNTER SYNKARZINOGENESE?

Das Zusammentreffen *mehrerer* karzinogener Faktoren, die Krebs hervorrufen, z. B. das Zusammentreffen von mechanischen mit chemischen Dauerreizen oder von Röntgenstrahlen mit Schädigungen der Darmschleimhaut (Prof. Dr. K. H. Bauer).

7. WESHALB KANN DURCH EINE ZU LANGE BEHANDLUNG MIT ANTIBIOTIKA UND SULFONAMIDEN DIE ENTSTEHUNG EINES DARMKREBSES BEGÜNSTIGT WERDEN?

Weil Antibiotika (z. B. Penicillin oder Terramyzin) und Sulfonamide (z. B. Prontosil oder Gantrisin) bei zu langer Verwendung eine Schädigung der normalen Darmbakterien hervorrufen und mit nachfolgender Schwächung der natürlichen Darmabwehrkräfte oder mit Entstehung von abnormen Bakterien im Darm karzinogene Fäulnisprodukte erzeugen.

8. SPIELT DAS ALTER EINES MENSCHEN EINE WICHTIGE ROLLE BEI DER KREBSENTSTEHUNG?

Ja, mit fortschreitendem Alter nimmt infolge des Nachlassens der normalisierenden Ordnungskräfte in den Zellen die Anfälligkeit für Krebs immer mehr zu; die Abwehr ist geschwächt!

9. WESHALB KÖNNEN SCHLECHTE ZÄHNE DIE ENTSTEHUNG EINES KREBSES IM VERDAUUNGSTRAKT BEGÜNSTIGEN?

Ein mangelhaftes Gebiß hat unzureichendes Kauen zur Folge, was ein übermäßig langes Verweilen der Speisen im Verdauungstrakt bewirkt. Enthält die Nahrung nun Karzinogene, so bleiben diese in unnötig langer Berührung mit den Magen-Darm-Schleimhäuten, was die Entstehung eines Krebses begünstigt. Regelmäßige Kontrollbesuche beim Zahnarzt sind auch aus diesem Grund zu empfehlen.

10. WESHALB WIRKT SICH DIE AUSSCHALTUNG ALLER CHRONISCHEN ENTZÜNDUNGEN GÜNSTIG AUF DIE KREBSABWEHR AUS?

Alle chronisch entzündlichen Infektionsherde (z.B. eine Angina) beeinträchtigen die Abwehrkraft des Körpers, was sich im Kampf gegen den Krebs ungünstig auswirken muß. Deshalb sollen solche chronischentzündlichen Infektionsherde stets beseitigt werden.

11. KÖNNEN POLYPEN DES NASEN-RACHENRAUMES, DER MAGENSCHLEIMHAUT, DES DARMES UND DER HARNBLASE KREBSARTIG ENTARTEN?

Ja, deshalb sollen solche Polypen möglichst frühzeitig beseitigt werden.

12. DURCH WELCHE DARMPARASITEN KANN DIE ENTSTEHUNG VON DARMKREBS BEGÜNSTIGT WERDEN?

Durch Trichinen (Haarwürmer bei Genuß von rohem Schweinefleisch). Daß auch Bandwürmer karzinogen wirken, konnte bisher nur im Tierexperiment nachgewiesen werden.

Allgemeines über Zusammenhänge zwischen Ernährung und Krebsentstehung

13. KANN EINE DAUERNDE ÜBERMÄSSIGE ERNÄHRUNG DIE KREBSENTSTEHUNG BEGÜNSTIGEN?

Ja, eine übermäßige Zufuhr von Nahrungsstoffen, besonders von Kohlenhydraten und Fetten fördert eben auch das Wachstum der Krebszellen. Eine zu fettreiche, speziell auch geräucherte (Benzpyren-) Kost begünstigt die Entstehung von Magenkrebs.

Dies geht aus folgender Beobachtung hervor: Die Schweden, die bekanntlich sehr fettreich essen, leiden dreimal häufiger an Magenkrebs als die Engländer, die sparsamer mit dem Verbrauch von Fett sind. Auch das Tierexperiment beweist, daß eine fettreiche Kost die Krebsentstehung fördert.

Im Übrigen ist grundsätzlich zu bedenken, daß übermäßiges Essen von hochkalorischen Nahrungsmitteln* (Fett, Kohlenhydrate, Zucker und Alkohol) dazu führt, daß andere kalorienärmere, aber vitamin-, spurenmittel- und mineralsalzreiche Nahrung zu wenig genossen wird, daß die Verdauungsorgane dadurch übermäßig belastet werden und so unnötigerweise Ablagerungen von Stoffwechselschlacken entstehen, was sich auf die Dauer immer schädlich auswirken muß.

Um unerwünschte Fettleibigkeit zu verhüten, sollen außer den Fetten auch die Kohlenhydrate (Weißmehl, Knusperflocken, Weißbrot, Kuchen, Nudeln aus Weißmehl, Zucker — ob weiß oder braun —, Traubenzucker) eingeschränkt werden.

Auch nach Statistiken amerikanischer Lebensversicherungsgesellschaften ist die Krebsgefährdung übergewichtiger Menschen generell erhöht und zwar umso mehr, je ausgeprägter das Übergewicht ist.

14. WESHALB ERKRANKEN GASTWIRTE DOPPELT SO HÄUFIG AN MAGENKREBS?

Weil sie sich folgenden karzinogenen Faktoren besonders stark aussetzen: Fett, Alkohol, besonders dem hochprozentigen, Tabak (karzinogene Teerstoffe des Tabaks), Weißmehl und weißem Zucker, karzinogenen Begleiterscheinungen beim Kochen, Braten und Backen auf Gas und Räuchern.

15. WERDEN VEGETARIER VON KREBS VERSCHONT?

Nein, dies lehren uns z.B. die Erfahrungen, die bei den Trappisten, sehr strengen Vegetariern, gemacht worden sind (Taminiau). Immerhin kommt Krebs bei Vegetariern selten vor, wohl deshalb, weil sie sich durch Verwendung von Rohkostprodukten genügend Vitamine in natürlicher Form zuführen.

16. WELCHE ART VON DIÄTETISCHER ABMAGERUNGSKUR IST BEI FETTLEIBIGEN KREBSVERDÄCHTIGEN ZU EMPFEHLEN?

Eine Kur mit Bioghurt (ohne Zucker!), täglich 3 mal 1 Becher (150 g) vor dem Essen! *Magerbioghurt* (Biogarde) ist noch günstiger — statt rund 100 Kalorien hat ein Becher (150 g) nur rund 50 Kalorien. Wo Bioghurt nicht erhältlich ist, kann Sauermilch oder Joghurt (150 g =

---

* Kalorienwerte:

Kohlenhydrate	1 g = 4,1 Kal.	Eiweiß	1 g = 4,1 Kal.
Fett	1 g = 9,3 Kal.	Alkohol	1 g = 7,0 Kal.

rund 100 Kalorien) oder Buttermilch (150 g = 50 Kalorien) verwendet werden.

Durch eine solche Kur wird folgendes erreicht:

Regeneration der Darmbakterienflora,
gute Wirkung der Milchsäure und der von den Milchsäurebakterien gebildeten Vitamine und anderer Stoffe (Orotsäure und Panthotensäure), Training der milchsäure-abbauenden Fermentsysteme im Körper, wodurch auch die in den Krebszellen gebildete Milchsäure besser abgebaut wird.
Zufuhr von wertvollem Milcheiweiß.

Zu Entfettungskuren von Krebspatienten eignet sich auch Sauerkraut gut.

Es ist kalorienarm, sättigt stark und enthält neben der Milchsäure eine Fülle von anderen Säuren und Fermenten, sowie Cholin (vgl. Frage 21 und 67) und Acethylcholin, zwei sehr wichtige und wirkungsvolle Stoffe.

17. WESHALB FÖRDERT DAS HÄUFIGE ZU HEISSE TRINKEN UND ESSEN DIE KREBSENTSTEHUNG?

Weil dadurch Schädigungen der Schleimhäute von Speiseröhre, Magen und Darm bewirkt werden. Wenn sich solche Schädigungen immer von neuem wiederholen, kann dies leicht zur Entstehung eines Krebses im Verdauungstrakt führen.

18. WESHALB KANN EINE CHRONISCHE DARMVERSTOPFUNG DIE ENTSTEHUNG EINES KREBSES INNERHALB DES VERDAUUNGSTRAKTES BEGÜNSTIGEN?

Durch eine chronische Darmverstopfung sind die normalen Darmbakterien geschädigt, d.h. die normalen Darmabwehrkräfte beeinträchtigt. Es kommt zur Bildung krankhafter Bakterien im Darm, die karzinogene Fäulnisprodukte erzeugen. Hoher Fettanteil der Nahrung begünstigt den Dickdarmkrebs.

Es sollen also alle Speisen vermieden werden, die stopfend wirken. Schönenbergers Sauerkrautsaft ist sehr bekömmlich und wirkt günstig bei Stuhlverstopfung. Er enthält Acetylcholin, das die Darmperistaltik anregt, und Milchsäure, welche die normale Darmbakterienflora schützt.

Feingeschnittenes Sauerkraut, roh oder aus der Dose (z.B. Mildessa Sauerkraut) zum 1. Frühstück, wie es in Dr. Issels Ringberg-Klinik üblich ist, bietet eine unschädliche wirksame Hilfe bei Darmträgheit.

Hochwertiger, nicht entkeimter und nicht erhitzter Leinsamen (Linusit) reguliert die Darmfunktion durch Gehalt an Schleim- und Ballaststoffen, die im Darm quellen und den Darminhalt gleitfähig machen (wichtig bei Hämorrhoiden).

In besonders hartnäckigen Fällen ist das Magen-Darm-Diätetikum »Biorogg« aus Roggensauer nach Dr. Grandel (Keimdiät) — 3 mal täglich 1 Teelöffel voll vor den Mahlzeiten — zu empfehlen.

19. IST KREBS ERBLICH?

Krebs selbst wird nicht vererbt, bisweilen aber die Disposition dazu. Bekannt ist eine Häufung gewisser Tumoren (Geschwülste) in manchen Familien, zum Beispiel des Magenkarzinoms in der Familie Napoleon Bonapartes (zit. nach Krebsforschungszentrum Heidelberg, Der Landarzt 33/65).

Innere Organe und Krebs

20. WESHALB IST DIE NORMALE FUNKTION DER LEBER EINE WICHTIGE VORBEDINGUNG FÜR DIE VERHÜTUNG DES KREBSES?

Unser Hauptentgiftungsorgan ist die Leber. Beim Umbau der aus dem Darm aufgenommenen Nahrungsprodukte zu körpereigenen Stoffen entstehen Stoffwechselgifte, die in der Leber durch komplizierte Vorgänge unschädlich gemacht werden müssen. Hierzu ist nur eine gesunde Leber fähig.

Bestehen irgendwelche Leberschäden, müssen alle Fette und Öle stark eingeschränkt werden.* Alle Leberstörungen haben krankhafte Veränderungen der normalen Darmbakterienflora zur Folge.

21. WODURCH ENTSTEHT EINE LEBERVERFETTUNG WELCHE DIE KREBSBILDUNG BEGÜNSTIGT?

Durch eine zu fett- und kohlenhydratreiche Kost und durch eine mangelhafte Versorgung mit Cholin in der Nahrung.

---

* Siehe Lisa Mar — Dr. Hoff »Schmackhafte Diät für Gallen- und Leberkranke«, Walter Hädecke Verlag, Weil der Stadt.

Durch Cholin kann Krebs im Tierexperiment verhütet, durch Cholin-Entzug hervorgerufen werden (Prof. Dr. K. H. Bauer).

Zur Entfaltung seiner Schutzwirkung braucht Cholin ungesättigte Fettsäuren (Kaltpreßöle), sowie Vitamin B_{12} (Eigelb, Leber, Rindfleisch, Hammel- u. Lammfleisch, Heilbutt, Hering [Rogen], Hefe).

Cholinquellen: (Angaben in mg für je 100 g Frischgewicht nach Geigy).

Tierrische Cholinquellen:

Eidotter:	1500—1700 mg
Leber:	350—650 mg
Nieren:	100—300 mg
Schellfisch:	200 mg
Hering:	127 mg

Pfanzliche Cholinquellen:

Weizenkeimlinge:	400 mg
Sojamehl:	280—350 mg
Sojabohnen:	237 mg
Haferflocken:	151 mg

Alle Gemüse und Sauergemüse sind reich an Cholin.

Cholinfrei sind Kartoffeln, Tomaten, Zwiebeln, Äpfel, Melonen, Pflaumen, Weintrauben.

22. WESHALB FÜHREN LEBERSTÖRUNGEN BESONDERS LEICHT BEI FRAUEN ZUR ENTSTEHUNG EINES KREBSES?

Normalerweise geht der Abbau des Eierstockhormons in der Leber vor sich. Wenn nun durch eine frühere Gelbsucht oder durch vorausgegangene Schwangerschaftsstörungen ein Leberschaden eingetreten ist, der durchaus nicht ohne weiteres als solcher erkennbar zu sein braucht, dann wird der ordnungsgemäße Abbau des Eierstockhormons in der Leber verhindert. Es kommt zu einer Erhöhung der Eierstockhormonmenge, die sich wachstumsteigernd-karzinogen auswirken kann, vor allem auf solche Gewebe, die auf die hormonalen Einwirkungen des Eierstockhormons besonders ansprechen, d. h. also Gebärmutter und Brustdrüsen. Diese Eierstockhormoneinflüsse lassen erst vom 50. Lebensjahr an nach.

23. WESHALB NEIGEN GALLENSTEINTRÄGER ZU GALLENBLASENKREBS?

Nicht wenige Gallensteinträger bekommen später einen Gallenblasenkrebs. Deshalb sollen möglichst alle Gallensteine rechtzeitig operativ entfernt werden. Gallensteine bestehen meist aus Cholesterin, Kalk und Gallenfarbstoffen. Wenn der Kalkgehalt nur gering ist, sind die Steine übrigens im Röntgenbild nicht sichtbar. Aus dem normalen Cholesterin, das reichlich in der Galle vorkommt, kann bei Stauung Methylcholanthren, eine karzinogene Substanz (Kohlenwasserstoff), entstehen (vgl. Dr. Druckrey).

Der Cholesteringehalt der Nahrungsmittel wird in Frage 65 eingehend behandelt. Mangelhafte Gallenabsonderung durch Steinverschluß der Gallenwege führt zu krankhaften Störungen der Darmbakterienflora.

24. WESHALB IST DIE NORMALE FUNKTION VON MAGEN-DARM-TRAKT, NIEREN, LUNGE UND HAUT VORBEDINGUNG FÜR DIE VERHÜTUNG EINES KREBSES?

Weil Magen, Darm, Nieren, Lungen und Haut Organe sind, die mithelfen, Karzinogene aus dem Körper auszuscheiden. Diese Organe können ihre lebenswichtigen Aufgaben nur erfüllen, wenn sie störungsfrei funktionieren.

Eine normale Darmfunktion wird nur durch eine normale Darmbakterienflora garantiert, die auf verschiedene Weise gestört werden kann. Ein Versagen der Nierenfunktion führt zu mangelhafter Ausfuhr der Alkalien (Basen), wodurch eine unerwünschte Alkalose des Blutes eintritt. Störungen in der Funktion von Lunge und Haut können gleichfalls einen Basenüberschuß im Blut bewirken, der die Entstehung eines Krebses begünstigt.

25. WELCHE BEZIEHUNGEN BESTEHEN ZWISCHEN KROPF UND KREBS?

Bei dem mit *Unterfunktion* (Jodmangel) einhergehenden üblichen Bauernkropf kommt öfter Krebs an Magen, Darm oder Gebärmutter vor.

Bei Patienten mit Basedow-Kropf *(Überfunktion)* wird niemals Krebs im Körper beobachtet.

26. WESHALB FÖRDERN SCHÄDIGUNGEN DER BAUCHSPEICHELDRÜSE DAS KREBSWACHSTUM?

Weil nur die gesunde Bauchspeicheldrüse (Pankreas) wichtige *Fermente* sowohl für die Verdauung der Nahrungseiweiße sowie der bei der ständigen Körpererneuerung anfallenden Eiweißabbauprodukte als auch der Fette und Kohlenhydrate liefert. Bei Einschränkung der Fermentbildung muß es zu Störungen der Verdauung kommen mit Gärungen, Fäulnisvorgängen und Anomalien der normalen Darmbakterienflora. Dies kann die Entstehung eines Darmkrebses vorbereiten.

Außerdem wird ja das *Insulin* im Pankreas gebildet, ein Hormon, das den normalen Blutzuckergehalt garantiert und die Zuckerkrankheit (Diabetes) verhindert. Niedriger Blutzucker bedeutet geringes Traubenzuckerangebot für die Krebszellen.

27. WESHALB NEIGEN ZUCKERKRANKE ZU KREBS?

Bei der Entstehung der Zuckerkrankheit ist auch eine übermäßige Bildung eines Hormons des Vorderlappens der Hirnanhangsdrüse (Adenohypophyse) beteiligt. Es handelt sich um den sogenannten diabetogenen Faktor. Dieser Stoffwechselfaktor stimmt überein mit dem Wachstumshormon der Hirnanhangsdrüse, deren Überfunktion auch das Wachstum der Krebszelle stark anregt (Dr. Jacobson). Dem Gesagten zufolge sollten Krebsgefährdete und Krebskranke so leben, als ob sie zuckerkrank wären!

Azidose und Krebs

28. WESHALB IST BEI VORDERASIATISCHEN NOMADENVÖLKERN AUFFALLEND SELTEN KREBS ANZUTREFFEN?

Weil diese Völker sich vorzugsweise von gesäuerten Milchprodukten ernähren (Joghurt, Kefir, Quark), keine Kohlenhydratüberfütterung kennen und reichlich Muskelarbeit leisten.

29. SIND VÖLKER BEKANNT, BEI DENEN KREBS SELTEN VORKOMMT, WEIL SIE IHR GEMÜSE UND OBST GRUNDSÄTZLICH EINSÄUERN?

Ja, die Bulgaren, die Chinesen und einige Negervölker.

30. WIE ENTSTEHT BEI KREBSKRANKEN IM GEWEBE EINE AZIDOSE, D. H. EINE VERSCHIEBUNG ZUR SAUREN RICHTUNG, IM BLUT ABER EINE ALKALOSE, D. H. EINE VERSCHIEBUNG ZUR ALKALISCHEN RICHTUNG?

Durch Einwirkung der Krebszellen kommt es zu Zellschädigungen, in deren Verlauf die Milchsäure im Gewebe angehäuft wird. In gesunden Zellen wird diese durch den normalen Zellatmungsvorgang beseitigt (verbrannt). Im krebsigen Gewebe bewirkt diese Milchsäureanhäufung jedoch eine Azidose. Die Alkalose des *Blutes* entsteht als Gegenwirkung gegen die Azidose des *Gewebes*.

31. WELCHE FOLGERUNGEN SIND DARAUS ZU ZIEHEN, DASS BEI KREBSKRANKEN IM GEWEBE EINE AZIDOSE, IM BLUT ABER EINE ALKALOSE BESTEHT?

Wir müssen die Quelle für die Gewebsmilchsäure einschränken, also die Kohlenhydrate, vor allem die unterwertigen, unvollständigen d. h. vitalstoffarmen »leeren Kohlenhydrate«. Leere Kohlenhydrate sind in diesem Sinne der weiße und der braune Zucker, der Traubenzucker, das Weißmehl, die Stärkemehle (Pudding), die meisten Nudelarten, der polierte Reis sowie die meisten Konditoreiwaren.

Wir müssen durch reichliche Zufuhr von Milchsäuregärungsprodukten, z.B. Bioghurt, Joghurt, Sauermilch, Buttermilch, Quark (Topfen), ferner von Sauerkraut, milchsauren Gurken, sauren Bohnen, milchsauren Gemüsesäften (Karotten-, Rote Rüben- und Tomatenmost nach Dr. Keitel, Edenwaren) das Training der milchsäure-abbauenden Fermentsysteme im Körper anregen, wodurch auch die in den Krebszellen gebildete Milchsäure besser abgebaut wird (vergl. Frage 16).

32. WAS BEWEISEN DIE DIÄTETISCHEN TIEREXPERIMENTE VON PROFESSOR DR. H. HOEPKE BEZÜGLICH DER KREBSENTSTEHUNG?

Bei alkalischer Kost werden *kleine* Lymphozyten* gebildet und ins Blut ausgeführt. Bei saurer Kost werden *große* Lymphozyten gebildet und ins Blut ausgeführt, also diejenigen Zellen, die bei der Krebsabwehr eine wichtige Rolle spielen. Auch die Tierexperimente von Dr. Balint sprechen dafür, daß eine saure Kost krebsfeindlich wirkt.

33. WAS SOLL MIT DER DIÄTETISCHEN SÄUREBEHANDLUNG BEI KREBSKRANKEN ERREICHT WERDEN?

Durch Säurezufuhr (Salzsäuretropfen, Milchsäuretropfen, säureüberschüssige Nahrung usw.) will man das erhöhte Blutalkali verringern, d. h. den Mineralhaushalt des Kranken günstig umstimmen.

34. WELCHE SÄUREÜBERSCHÜSSIGEN FLEISCH-, GEFLÜGEL- UND FISCHSORTEN SIND DEN KREBSKRANKEN ZU EMPFEHLEN?

Sämtliche mageren, frischen oder tiefgekühlten Sorten (ausgenommen

* Besondere Form der Leukozyten — (weiße Blutkörperchen).

Schweinefleisch), falls sie nicht gebraten, geröstet, geräuchert, gepökelt oder auf Gas zubereitet sind (vgl. Fragen 52—57, 125).

35. WELCHE SÄUREÜBERSCHÜSSIGEN EIERSPEISEN SOLL DER KREBSKRANKE BEVORZUGEN?

Weich gekochtes Ei, lockeres Rührei, Schleimsuppen mit Ei, Milchmixgetränke mit Ei. Eier sind am bekömmlichsten, wenn sie in anderen Speisen (Suppen, Mixgetränken) verarbeitet sind.

36. WELCHE SÄUREÜBERSCHÜSSIGEN GETREIDEGERICHTE SIND DEN KREBSKRANKEN ZU EMPFEHLEN?

Sämtliche Vollkornschrote, Grützen, Buchweizen, Gerste, Grünkern, Haferflocken, Hirse, Reis, Weizenschrot und -Flocken. Die beliebten Knusperflocken wie Cornflakes (Maisflocken) sind keine 100%igen Vollkornprodukte.

Übrigens bestehen weder Graupen noch Grieß aus Vollkorn. Als gute milchsäurehaltige Vollkornbrote sind zu empfehlen:

Laktosebrot, Buttermilchbrot nach Prof. Dr. Kollath, Achimer Rund (mit Zusatz von Sauerkrautsaft und Sonnenblumenöl), Bure-Brot (mit Zusatz von Bioghurtkulturen).

37. SIND SÄUREÜBERSCHÜSSIGE BZW. ALKALIARME HÜLSENFRÜCHTE KREBSKRANKEN ZU EMPFEHLEN?

Weiße Bohnen, Linsen und getrocknete Erbsen dürfen gelegentlich, wenn keine Leberstörungen vorliegen, in bescheidener Menge verwendet werden. Sie sind reich an Vitamin B_1, ihr Eiweißgehalt ist ebenfalls reichlich, doch handelt es sich um unvollständiges Eiweiß. In Eintopfgerichten zusammen mit Kartoffeln und Gemüsen bringen sie willkommene Abwechslung. Überdies sind sie gute Magnesiumspender (vgl. Frage 130).

38. SIND DIE SÄUREÜBERSCHÜSSIGEN NÜSSE DEM KREBSKRANKEN ERLAUBT?

Unter den Nüssen sind besonders die Erdnüsse stark säureüberschüssig. Nur unbeschädigte Erdnüsse sind mit Sicherheit frei von schädlichen Schimmelpilzen, die das leberschädigende Aflatoxin bilden (vgl. Frage 73). Geröstete Erdnüsse sind für die Krebsdiät nicht geeignet. Besser verzichtet man also auf jegliche Art von Erdnüssen.

Auch Paranüsse und Walnüsse sind nur sparsam zu gebrauchen, da sie durchweg geschwefelt in den Handel kommen.

Nußmuse aus dem Reformhaus sind diätgeeignet. Nüsse liefern reichlich Magnesium (vgl. Frage 130).

39. WELCHE PFLANZLICHEN ÖLE SOLLEN DIE KREBSKRANKEN VERWENDEN?

Die pflanzlichen Öle sind zwar nicht säureüberschüssig, aber wenigstens neutral. Sie sind frei von Cholesterin und reich an den mehrfach ungesättigten Fettsäuren (Linolsäure und Linolensäure), die für die Zellatmung unentbehrlich sind (vgl. Frage 112—114).

Es kommen in Frage:

als Kaltpreßöle Sonnenblumenöl, Weizenkeimöl, Dr. Grandels Vitaminöl (Maiskeimöl mit Weizenkeimöl hydraulisch gepreßt), Leinöl, Sojaöl, Mohnöl, Kürbiskernöl, Olivenöl. Diese Öle enthalten außerdem das Vitamin E in einem bestimmten Verhältnis zu den ungesättigten Fettsäuren. Dadurch werden die letztgenannten erst voll wirksam. Olivenöl hat allerdings nur wenige ungesättigte Fettsäuren.

Aus den genannten Kaltpreßölen werden auch ungehärtete streichfähige Fette hergestellt, die ebenfalls einen hohen Anteil an ungesättigten Fettsäuren haben, z.B. Vitaquell-Vollwertfett, Vitagen-Speisefett, Eden-Margarine.

40. IN WELCHER FORM SOLL DER KREBSGEFÄHRDETE TÄGLICH SAURE (AZIDOTISCHE) NAHRUNGSMITTEL ZUSÄTZLICH ZU SICH NEHMEN?

Vor dem Frühstück:

1 Glas Sauerkrautsaft (siehe Rez. 11).

zur Mittagsmahlzeit:

3 Eßlöffel rohes Sauerkraut (siehe Rezept 41, 57, 96, 97) oder anderes milchsaures Gemüse.

zum Abendbrot:

Quark-Magermilch (siehe Rez. 14, 15, 155, 159); Sauermilch (Dickmilch), Buttermilch (siehe Rez. 19, 155); Joghurt oder Bioghurt (siehe Rez. 2—8, 12, 18).

Die *Bioghurt*-Milchsäure wirkt günstiger als die *Joghurt*-Milchsäure, weil der Bioghurt durch Beimpfung der Milch mit körperverwandten Milchsäurebakterien gewonnen wird, im Gegensatz zum Joghurt, der durch Beimpfung mit körperfremden Gärungserregern entsteht, deren Milchsäure bei längerer Joghurtverwendung zur Überwachsung der normalen Darmflora und entsprechenden Darmstörungen führen kann (Dr. Franke, Prof. Mommsen, Prof. Zabel).

41. WIE WIRKEN DIE MILCHSÄUREGÄRUNGSPRODUKTE DER MILCH BEIM KREBSKRANKEN?

Sie stützen die normale Darmbakterienflora.
Sie sind reich an Vitaminen der so wichtigen Vitamin-B-Gruppe.
Sie entgiften den Darm von Fäulnisbakterien.

42. WELCHE SÄUREBEHANDLUNG EMPFIEHLT SICH BEI DARMKREBS?

Je nach Verträglichkeit entweder *Sauermilcharten* (einschließlich Quark und Sauerrahmkäse) oder *pflanzliche Milchsäuregärungsprodukte* wie Sauerkraut, Rote-Rüben-Most, Karotten-Most (Dr. Keitel, Edenwaren), ferner das Magen-Darm-Diätetikum »Biorogg« (Dr. Grandel, Keimdiät) aus Roggensauer, das als Trägersubstanz die Stoffwechselprodukte der Mikroflora des Roggensauers enthält (organische Säuren, u.a. rechtsdrehende Milchsäure, Essigsäure sowie Fermente).

43. WORIN BESTEHT DER WERT DES EINSÄUERNS FÜR DIE KONSERVIERUNG?

Durch das Einlegen von Gemüse mit geringem Kochsalzzusatz, kurz als »Einsäuern« bekannt, bildet sich aus den Zuckerstoffen der Gemüse mit Hilfe der stets vorhandenen Milchsäurebakterien die konservierende Milchsäure. Dabei bleiben die Fermente voll erhalten. Unerhitzte milchsaure Kost ist fermentreicher Rohkost gleichzusetzen.

Durch Gärung haltbar gemachtes Gemüse (Sauerkraut) ist eine gute Vitamin-C-Quelle, da sich das Vitamin im sauren Milieu gut hält. Auch wenn fertig vergorenes Sauerkraut zur Haltbarmachung eingedost wird, bleibt das Vitamin C erhalten (Dr. P. Gehring).

44. WORIN BESTEHEN DIE VORZÜGE DES TIEFGEFRIER-VERFAHRENS ALS KONSERVIERUNGSMETHODE?

Neben die alte Einsäuerungs-Konservierungsmethode ist das Tiefgefrierverfahren getreten. Durch die Tiefkühlung wird die Verdaulichkeit verbessert und das Vitamin C noch besser erhalten. Zum Gefrieren wird nur bestes Gemüse erntefrisch verwendet. Schwerverdauliche Gemüse wie Grünkohl, Rotkohl, Pilze usw. verlieren durch die Kühllagerung ihre Blähwirkung.

Das Gefriergut kann in Alufolie (Spezialfolie), in Plastikbeutel, Klarsichtfolige oder in Aluminiumdosen — innen eloxiert — oder in Kunststoffdosen verpackt werden. Der Gefriervorgang bewirkt ferner eine günstige Eiweißveränderung, wodurch hemmende Einflüsse auf bestimmte Fermente beseitigt werden, so daß diese besser zur Wirkung gelangen. Hierdurch wird z. B. auch das Eisen besser ausgewertet. Von Vitamin B 1 und B 2 ist gelegentlich sogar ein Vitamingewinn durch das Einfrieren zu verzeichnen, da hierbei eine Freisetzung aus gebundenen, unwirksamen Vorstufen erfolgt.

Tiefgekühltes Geflügel wird besonders zart.

Für berufstätige Frauen ist die Tiefkühlkost eine große Hilfe. Niemals sollten aber tiefgekühlte *Fertiggerichte* gekauft werden, weil diese durch das bereits vorgenommene Kochen und Braten mit Fetten unbekannter Zusammensetzung nicht diätgerecht sind. Gefrierkost ist *nicht* der Rohkost gleichzusetzen, denn das Gemüse muß blanchiert, d. h. etwa ½ Min. gespanntem Dampf ausgesetzt werden. Gefrierkost ist wertvoller für die Krankenkost als eine Dosenkonserve.

45. WARUM MUSS TIEFKÜHL-GEFLÜGEL BESONDERS GRÜNDLICH AUFGETAUT WERDEN?

Geflügel ist zuweilen mit Salmonellen verseucht. Sie rufen ernste Darmstörungen hervor, weil sie ihre Lebensfähigkeit durch das Tiefkühlverfahren nicht verloren haben. Sie widerstehen auch der Erhitzung relativ lange, erst wenn das Fleisch nach dem Kochvorgang grau geworden ist, sind diese Bakterien völlig abgetötet. Wird das Geflügel nur teilweise aufgetaut gekocht oder gegrillt, so reicht die Dauer der Hitzeeinwirkung nicht zur Vernichtung der Salmonellen aus. Die WHO (Weltgesundheitsorganisation) fordert daher sehr strenge Maßnahmen zur Verhütung der Salmonellen-Infektion durch mangelhaft erhitztes Fleisch und Geflügel.*

Der Auftauvorgang dauert durchschnittlich für 1 kg Geflügel 8 Stunden.

Vorsicht ist auch geboten bei der Verwendung von Känguruh-Fleisch, das oft mit Salmonellen verseucht ist.

---

* Ernährungs-Umschau 4/1969.

Tiefkühlgeflügel darf nach der Zubereitung innen nicht mehr rosa sein, es soll blaßgrau aussehen; erst dann war der Hitzeeinfluß ausreichend, um etwa vorhandene Salmonellen abzutöten.

46. WELCHE CHEMISCHEN KONSERVIERUNGSMETHODEN SIND SCHÄDLICH, WELCHE SIND UNSCHÄDLICH?

Zu den chemischen Methoden zählt das *Räuchern:* Das zum Räuchern verwendete Laubholz erzeugt keimtötende Substanzen (Phenole, Formaldehyd und Essigsäure). Bei der *Schnellräucherung* (Dauer 30 Stunden) werden die Wurstwaren zuvor mit Kreosot bestrichen. Auch Fische werden so geräuchert. *Das Pökeln* geschieht durch Einsalzen des Fleisches, wobei außer Kochsalz Salpeter (Kaliumnitrat) zugesetzt wird. Zur Durchdringung größerer Fleischstücke sind Wochen nötig. Trichinen werden nur an der Fleischoberfläche abgetötet, im Innern bleiben sie wirksam. Meist wird die Pökelware nachträglich noch geräuchert.

Nachteile des Räucherns und Pökelns: Phenol (= Karbolsäure) kann eine äußerliche und innerliche Reizwirkung ausüben und ist in größeren Mengen ein Plasmagift, welches die Fermentwirkung hemmt. Kreosot ist ein schädliches Ätzmittel, das Schleimhäute und Drüsen angreift (Dr. med. C. Dienst).

Zu den unschädlichen chemischen Konservierungsarten gehört das Zuckern (Marmelade, Konfitüre, Sirup), das Einlegen in Essig (Essiggurken, Mixed Pickles usw.). Jedoch sollen nur solche Essigkonserven verwendet werden, die in kleinen Gläsern von $1/2$ l bis 1 l enthalten sind. Bei der Essigkonservierung in großen Behältnissen werden antiseptische Konservierungsmittel zugesetzt, damit die Ware im angebrochenen Gefäß haltbar bleibt.

Geschwefelte Marmeladen: In der fabrikmäßigen Marmeladenherstellung ist heute noch der Gebrauch von Schwefelsäure erlaubt. Die anfallenden Obstmengen können nicht auf einmal verarbeitet werden und werden dann waggonweise geschwefelt. So bleibt die sogenannte Pulpe bis zur Verarbeitung mit Zucker erhalten. Auch die im Haushalt üblichen Gelierflüssigkeiten sind geschwefelt. Darum sollte man Marmeladen selbst ohne solche Mittel einkochen.

47. WESHALB IST EINE AUSREICHENDE SALZSÄUREBILDUNG IM MAGEN FÜR DIE KREBSVERHÜTUNG SO WICHTIG?

Ein Teil der Magensalzsäure gelangt in den Dünndarm und unterstützt die dort ansässige normale Bakterienflora, die den Darminhalt mit

Hilfe von Milchsäurebakterien säuert und die Bildung der Vitamin-B-Gruppe sowie des Vitamins K im Darm fördert.

Bei Mangel an Magensäure wird der Darminhalt alkalisch und die normale Darmbakterienflora geschädigt. Dauernder Mangel an Magensalzsäure begünstigt die Entstehung von Magenkrebs.

48. WORAUF IST DIE APPETITLOSIGKEIT DER KREBSKRANKEN ZURÜCKZUFÜHREN?

Krebskranke leiden an einem Mangel der im Magen normalerweise gebildeten Magensalzsäure. Deshalb sollen diese Kranken zu jeder Mahlzeit 20 Tropfen verdünnte Salzsäure (Acidum hydrochloricum dilutum) oder Milchsäure (Acidum lacticum) in Wasser nehmen.

Die Bildung von Magensalzsäure wird ferner angeregt durch Spinat, Rettich, Brennesseln, Kalmustee, Wermuttee, Tausendgüldenkraut (Prof. Dr. Dienst), ferner durch verschiedene Gewürze, z.B. Senf und Chillies. Auch »Biorogg« (vgl. Frage 42), dreimal täglich vor dem Essen ½ bis 1 Teelöffel trocken oder in Flüssigkeit eingenommen, regt die Magensaftbildung an.

49. WESHALB SOLL EIN KREBSKRANKER NICHT ZU VIEL ESSEN?

Weil eine knappe kalorienarme Kost eine Säuerung des Stoffwechsels hervorruft. Dadurch wird das erhöhte Blutalkali des Krebskranken umgestimmt und eine Säuerung (Azidose) erzeugt, die sich krebsfeindlich auswirkt (vgl. Frage 13).

Gegen das Hungergefühl kann täglich als Ballaststoff ein Schüsselchen mit 2 Teelöffeln eingeweichtem Leinsamen genommen werden. Dieser dient gleichzeitig als Gleitmittel für den Darminhalt. Der Krebskranke soll täglich nur eine gekochte Mahlzeit erhalten, weil das Kochen die Vitamine zerstört und weil durch den Kochprozeß das Eiweiß entwertet wird. Je weiter ein Krebs fortgeschritten ist, desto *zahlreicher* und *kleiner* sollen die Einzelmahlzeiten werden, weil nur auf diese Weise die notwendige Verdauungsarbeit dem Kranken ermöglicht werden kann (sog. Salzborn'sches Prinzip).

Direktes Fasten ist Krebskranken jedoch nicht erlaubt.

Das Fasten erzeugt zwar eine starke Säuerung des Stoffwechsels, darf aber nur vorbeugend zur Stärkung der Abwehrkraft durchgeführt werden, bei bestehendem Krebs ist es streng verboten (Buchinger, Zabel).

50. WESHALB SOLL EIN KREBSKRANKER KEIN NATRIUMBIKARBONAT (Z. B. GEGEN SODBRENNEN) VERWENDEN?

Weil Natriumbikarbonat alkalisch wirkt und Alkali-Zufuhr das Krebswachstum fördert. Es ist in vielen Präparaten mit Phantasienamen enthalten.

Eiweiße und Krebs

51. WIE SETZT SICH DAS NAHRUNGSEIWEISS (PROTEIN) ZUSAMMEN?

Das Nahrungseiweiß — auch als »Protein« und »Stickstoff« bezeichnet — setzt sich aus verschiedenen Aminosäuren zusammen. Man unterscheidet zwischen »essentiellen« und »nichtessentiellen« Aminosäuren. Unter essentiellen Aminosäuren versteht man solche Aminosäuren, die der menschliche Organismus entweder nicht oder nur sehr langsam synthetisieren (aufbauen) kann, die er aber zum Aufbau von Eiweiß unbedingt benötigt.

Man spricht überdies von der »biologischen Wertigkeit« der Eiweiße. Es handelt sich dabei um rein experimentell ermittelte Werte. In langfristigen Bilanzversuchen wird unter im übrigen konstanten und optimalen Bedingungen ermittelt, wieviel Gramm des zu testenden Eiweißstoffes je Kilogramm Körpergewicht und je Tag nötig sind, um eine ausgeglichene Stickstoffbilanz (Eiweißbilanz) zu erhalten. Die folgende Tabelle zeigt die zur Aufrechterhaltung des Stickstoffgleichgewichts erforderlichen Eiweißmengen verschiedener Nahrungsmittel (nach Lang, 1950).

Nahrungsmittel	Benötigte Eiweißmenge je Tag in g
Ei	19,9
Kartoffeln	23,7
Milch	24,4
Brauereihefe	24,0
Sojamehl	28,4
Fleisch	32,6
Weizenbrot	38,4
Kohlrüben	79,4

Die tierischen Eiweiße liegen im allgemeinen in ihrer biologischen Wertigkeit höher als die pflanzlichen, mit Ausnahme der Kartoffel. Verantwortlich dafür ist die Verteilung der Aminosäuren, und zwar enthalten die tierischen Eiweiße meist mehr »essentielle« Aminosäuren als die pflanzlichen. Es hat sich gezeigt, daß die biologische Wertigkeit eines Eiweißes umso höher liegt, je mehr es in seiner Zusammensetzung dem menschlichen Körpereiweiß ähnelt. Durch Mischung niederwertiger Eiweiße mit solchen höherwertiger Zusammensetzung läßt sich eine gute »Ergänzungswertigkeit« erzielen, z. B. durch Mischung von Kartoffel-Eiereiweiß im Verhältnis 3 : 2 speziell für eiweißarme Kostformen* (Nierenversagen), weiter durch Milch-Weizen-Eiweiß im Verhältnis 3 : 1 für die Grunddiät.

Für Kostformen, die keine oder nur begrenzte Fleischzufuhr erlauben (Leber- und Nierendiät, Herz-Kreislaufstörungen), wie sie ja häufig zusammen mit dem Krebsleiden vorliegen, sollten also besonders die biologisch hochwertigen Eiweißarten bevorzugt gebraucht werden. Es gibt heute auch ein fettarmes, aber trotzdem lecithinreiches Sojamehl (Hensels Soja fettarm), das hierfür geeignet ist.

52. WIE SOLL DER EIWEISSBEDARF DES KREBSKRANKEN GEDECKT WERDEN?

Der Eiweißbedarf soll nach dem Gesagten nicht ausschließlich durch Fleisch gedeckt werden, sondern überwiegend durch Milch- und Pflanzeneiweiß. Es sollen nur wenige Fleischgerichte (etwa wöchentlich an drei Tagen jeweils 100—150 g) verzehrt werden.

Täglich können verwendet werden: Milcherzeugnisse wie Buttermilch, Bioghurt, Sauermilch, Magerquark, Frischkäse, Sojaprodukte, Vollkornerzeugnisse, grüne Pflanzenteile (Gemüse), Kartoffeln. Übrigens wird das Milcheiweiß verlustlos in Körpereiweiß verwandelt — auch ein wertvoller Umstand.

Der tägliche Eiweißbedarf des Krebskranken beträgt je kg Körpergewicht 1 g bis 1,2 g.

53. WESHALB SCHÜTZT MAGERE ROHLEBER BESONDERS GEGEN KREBS?

Kalbsleber beispielsweise (täglich bis 100 g) ist stark säureüberschüssig und enthält übrigens auch wichtige Bestandteile der Vitamin-B-Gruppe.

---

* Kofranyi, Max Planck Institut für Ernährung, Dortmund.

Bei Abneigung gegen Rohleber ist mehr rohes Eigelb zu geben (100 g Leber = $1/3$ BE = 4 g Kohlenhydrate).

54. WESHALB IST WILDFLEISCH BIOLOGISCH BESONDERS WERTVOLL?

Weil es wenig Fett enthält und weil es aus natürlich gesäuertem Futter aufgebaut wird. Da Wildfleisch nicht immer tierärztlich überwacht werden kann, muß es gründlich gekocht oder gedünstet werden; Wildfleisch kann salmonellenverseucht sein.

55. WESHALB SOLLEN KREBSKRANKE KEINE GEPÖKELTEN FLEISCH- ODER FISCHWAREN GENIESSEN?

Weil sich bei den Pökelverfahren (Einsalzen, Einlegen in Salzlake, Räuchern) karzinogene Stoffe bilden (vgl. Frage 46).

56. WESHALB SOLLEN KREBSKRANKE GERÄUCHERTE FLEISCH- UND GERÄUCHERTE FISCHWAREN MEIDEN?

Weil sich diese Fleisch- und Fischwaren durch den Räucherungsvorgang mit Rauchstoffen durchsetzen, die karzinogene Teerbestandteile enthalten. Diese bleiben nicht an der Oberfläche der Räucherwaren haften, sondern dringen in die Tiefe, können also nicht mit der Entfernung der berußten Außenschicht beseitigt werden.

Reichliche Verwendung geräucherter Nahrungsmittel wird z. B. als Ursache für Magenkrebs angeschuldigt (vgl. Frage 46).

57. WESHALB SOLLEN KREBSKRANKE FETTES FLEISCH MEIDEN?

Weil fettes Fleisch besonders in gebratenem, geröstetem, auf dem Holzkohlenrost gegrilltem oder auf Gas zubereitetem Zustand karzinogene Stoffe bildet.

Besonders schädlich ist der Gebrauch des Holzkohlengrills, der zur Verwendung im Freien (Garten, Camping) in Mode gekommen ist. Amerikanische Forscher haben festgestellt, daß sich beim Braten von Fleischstücken, die nur 15 cm oder noch weniger von der Rotglut eines Holzkohlenfeuers entfernt sind, in den äußeren Schichten reichlich karzinogenes Benzpyren (ein aromatischer Kohlenwasserstoff) bildet, und zwar in einer Menge, als hätte man 300 Zigaretten geraucht.

*Bildung von 3,4 Benzpyren in Fleisch beim Holzkohlengrillen und auf Gas**

Produkt	Gehalt Mikrogr./kg
Steak, holzkohlengegrillt	50,0
Boulette, holzkohlengegrillt	11,2
Geräucherte Rippchen, holzkohlengegrillt (Restaurant)	10,5
Hähnchen, holzkohlengegrillt	3,7
Steak, auf Gasflamme	4,4

Über den Einfluß des Grillens mit anderen haushaltüblichen Grillgeräten liegen keine Untersuchungen vor. Jedoch ist die dabei erfolgende starke Erhitzung des Fettes für Kranke während einer Kur unerwünscht.

58. SIND WURSTWAREN FREI VON KARZINOGENEN?

Nein: denn sie enthalten zu viel Kochsalz, Salpeter zum Röten, Rauchstoffe, Chemikalien; dies gilt auch für Speck und Schinken.

Der Zusatz von Nitrit in Form von Pökelsalzen beträgt bei der Wurst 0,5 bis 0,6 Prozent. Im sauren Magensaft können durch Hinzutreten von Aminen (Abkömmlinge des Ammoniaks) als Stoffwechselprodukte von Bakterien und Pilzen oder in Form von Medikamenten Nitrosamine gebildet werden, die eine potentielle Krebsgefahr sein können.

59. WIE LASSEN SICH EIWEISSFÄULNISPRODUKTE BESEITIGEN, DIE BLÄHSUCHT VERURSACHEN UND KARZINOGEN WIRKEN?

Durch Zufuhr von Milchsäure in Form von Buttermilch oder Magerbioghurt (ungezuckert).

Bestehen chronische Durchfälle mit übermäßiger Darmgasbildung (Meteorismus), so muß die normale Darmbakterienflora mit Hilfe einer Colibakterienkur (Colifer, Colibiogen) wieder aufgebaut werden.

60. IN WELCHER FORM DÜRFEN KREBSKRANKE EIER ZU SICH NEHMEN?

Als rohes Eigelb. Dieses enthält Lecithin, einen Schutzstoff gegen Krebs. Wegen des gleichzeitigen Cholesteringehalts darf aber täglich nur ein

* Ergebnis der Forschungsstelle für präventive Onkologie am Institut für Hygiene und med. Mikrobiologie der Universität Heidelberg (Klinikum Mannheim). Ernährungsumschau 5/69.

Eigelb verzehrt werden. Es enthält auch Vitamine (A, B, D) und hochwertiges kolloidales Kupfer für die Blutbildung. Ferner kann das Ei weichgekocht oder als Rührei und Omelette in modernen, fettsparenden Pfannen fast ganz ohne Fett oder besser mit einem Hauch von Öl bei geringer Hitze zubereitet werden.

Nur »*tagesfrische*« Eier eignen sich für die Diät. Konservierte Eier und Kühlhauseier sind abzulehnen. Das Einlegen der Eier in Wasserglaslösung (kieselsaures Natron) oder in eines der in Drogerien käuflichen Präparate zum Einlegen ist nicht diätgeeignet. Die Konservierungsstoffe dringen durch die poröse Schale in das Innere des Eies ein.

Eierteigwaren und fertig käufliche Mayonnaisen werden häufig nicht aus Frischeiern hergestellt, sondern aus konserviertem Eigelb. Sie dürfen nicht verwendet werden.

Konditoreierzeugnisse sind häufig mit konserviertem Eigelb und Flüssigei (Gesamtei) hergestellt. Konserviert wird mit 10,0 g Sorbinsäure und 10,0 g Benzoesäure je kg. Bei Verwendung von mindestens 2 g/kg konserviertem »Flüssigei« muß dieses Lebensmittel die Kennzeichnung »mit Konservierungsstoff...« tragen. Aber wo findet man dies in Konditoreien?

61. WELCHE FISCHE SIND KREBSKRANKEN ERLAUBT?

Nur frische oder tiefgekühlte, magere Fische, die gekocht oder im eigenen Saft gedämpft sind, ohne Buttersoße, also keine gebratenen, geräucherten oder chemisch konservierten Fische.

Verboten sind Ölsardinen, ebenso alle anderen Ölfische wie Thunfische, Krabben, Hummer, Langusten, Lachs. Ölfische werden vor dem Einlegen in bis zu 200° C erhitztes Öl zunächst zwölf Stunden in Salzlake gelegt; Krabben, Hummer u. a. enthalten zusätzlich Konservierungsstoffe (Sorbinsäure, Benzoesäure usw.).

62. WIE KÖNNEN KARZINOGENE IN ESSBARE MUSCHELN GELANGEN?

Dr. Zechmeister wies 1952 in eßbaren Muscheln 3,4 Benzpyren nach, ein Ausfallprodukt von Kohlenwasserstoffen — ein Karzinogen. Die Gewässer, aus denen diese Muscheln stammten, waren durch Rückstände kohlenwasserstoffhaltiger Mineralöle verunreinigt worden.

Fette und Krebs

63. WIE SETZEN SICH TIERISCHE FETTE ZUSAMMEN?

Aus lebensnotwendigen (= essentiellen) *ungesättigten Fettsäuren.*

Aus nicht lebensnotwendigen *gesättigten Fettsäuren*, den Bausteinen der festen Fette.

Aus Lipoiden, zu denen die Sterine gehören, deren wichtigstes das *Cholesterin* ist.

Aus *Lezithin* (auch ein Lipoid), das *Cholin* enthält, welches auf die Leber eine Schutzfunktion ausübt und das Krebswachstum hemmt.

Nicht der absolute Cholesteringehalt eines Nahrungsmittels ist entscheidend, sondern das Verhältnis des Cholesterins zum Cholin, das im Lezithin enthalten ist. Z. B. wird der Cholesteringehalt des Eigelbs durch hohe Mengen von Lezithin im Eigelb weitgehend ausgeglichen.

64. WIE UNTERSCHEIDEN SICH DIE PFLANZLICHEN FETTE UND ÖLE VON DEN TIERISCHEN?

Sie sind cholesterinfrei. Von wenigen Ausnahmen abgesehen (Fischöle, Lebertran, Heringsfett) haben sie einen höheren Anteil an ungesättigten Fettsäuren, vor allem an Linolsäure. Sie sind halbfest (ungehärtetes Kokosfett) oder flüssig (Öle).

Die ungesättigten Fettsäuren, als deren wichtigste die Linolsäure gilt, wurden früher als Vitamin »F« bezeichnet. Dieser Begriff wird heute nicht mehr angewandt.

Sie kommen in pflanzlichen Ölen (Leinöl, Weizenkeimöl, Maiskeimöl, Mohnöl, Kürbiskernöl) und in Fischölen vor allem auch im Lebertran, im Heringsfett vor. Sie senken den Blutcholesteringehalt und gewähren *Schutz gegen Röntgenstrahlen.** (Vgl. Frage 112).

65. WESHALB SOLLEN KREBSKRANKE DEN GEBRAUCH CHOLESTERINREICHER NAHRUNGSMITTEL EINSCHRÄNKEN?

Weil die Krebszelle einen erhöhten Cholesterin-Gehalt im Vergleich zur Normalzelle gleicher Herkunft hat. Daher ist der Cholesterinspiegel des Blutes meist stark überhöht, zumal der Organismus ohnehin dauernd Cholesterin aus dem Nahrungsfett bildet. Diese vom Organismus synthetisierte und mit dem Blut ständig durch den Körper transportierte

---

* Die Vitamine und ihre klinische Bedeutung, Stepp-Kühnau-Schröder, Ferdinand Enke-Verlag, Stuttgart, 1957.

Menge an Cholesterin ist abhängig von der Menge und Art des genossenen Fettes. Gesättigte Fettsäuren (in Olivenöl, Butter, gehärteten pflanzlichen Fetten, sog. Plattenfetten, tierischen Schlachtfetten) erhöhen die Cholesterinbildung in der Leber. Ungesättigte Fettsäuren in Kaltpreßölen, Diätmargarine (vgl. Frage 64) können dagegen Cholesterin abbauen.

Chlosteringehalt verschiedener Nahrungsmittel nach Dr. Wirths (»Ernährungsumschau« 1958) in Gramm je 100 g:

Fische 0,05	Fettkäse 0,14
Kalbfleisch 0,07	Butter 0,28
Wild 0,08	Innereien (Leber, Niere) 0,4
Geflügel 0,09	Eier 0,46
Vollmilch 0,11	Schweinefleisch 0,9
Rindfleisch 0,13	

Statistische Erhebungen haben den Zusammenhang zwischen Krebszunahme und starkem Genuß von Schweinefleisch erwiesen. Besonders cholesterinreich ist die Wurst, da sie einen überhöhten Gehalt an tierischen Schlachtfetten hat (bis zu 80%).

66. WESHALB SOLLEN BEI KREBSVERDACHT ODER KREBS KEINE STARK ERHITZTEN UND GERÖSTETEN PFLANZLICHEN UND TIERISCHEN FETTE VERWENDET WERDEN?

Wenn Fette (Butter, Margarine, Öl, Speck usw.) länger und übermäßig erhitzt werden (über 250° C), entstehen in erhöhtem Maße Karzinogene (Dr. Chalmers). Eine leberschädigende Zersetzung der Nahrungsfette findet bereits bei Temperaturen über 170° C statt. Die Temperatur des Backfettes für Pommes frites liegt jedoch z. B. bei 180—200° C (vgl. Frage 115).

Bei der Herstellung von Fritüren, d. h. schwimmend im Fett gebackenen Gerichten, und von Backwaren wie »Berliner Pfannkuchen« u. a., steigert sich die leberschädigende Zersetzung bei mehrfacher Backfetterhitzung mit jeder Wiederholung.

67. WESHALB BEGÜNSTIGT LEZITHINMANGEL DIE KREBSBILDUNG?

Lezithin hemmt schnellwachsende Zellen, zu denen ja auch die Krebszellen gehören. Es enthält Cholin. In vielen Tierversuchen wurde die krebsfeindliche Wirkung des Lezithins nachgewiesen.

Bei Krebsgefahr sollen daher lezithinreiche Nahrungsmittel empfohlen werden. Dabei sollte man pflanzliche Produkte bevorzugen, weil sie im Gegensatz zu tierischen Produkten (Hirn, Herz, Nieren, Leber und Eigelb) cholesterinfrei sind und ihr Fettanteil überwiegend ungesättigte Fettsäuren enthält. Lezithin verträgt eine Erwärmung bis auf 60° (Dr. Grandel).

Lezithingehalt lezithinreicher pflanzlicher Nahrungsmittel nach Prof. Heupke, berechnet auf Trockensubstanz:

Sojabohnen 1,64%	Reiskörner 0,57%
Weizenkeime 1,55%	Weizenkleie 0,54%
Erbsen 1,05%	Buchweizen 0,53%
Linsen 1,03%	Gerstenkörner 0,47%
Gemüsebohnen 0,90%	Weizenkörner 0,43%
Edelkastanien 0,67%	Maiskörner 0,25%

68. WELCHE KÄSEARTEN SIND KREBSKRANKEN ZU EMPFEHLEN?

FRISCHKÄSE:	Speisequark (Magerstufe) Speisequark (10—20% F. i. Tr.*) Bioghurtquark (Magerstufe) Bioghurtquark (10—20%) Gervaisquark (Magerstufe) Gervais Hüttenkäse (20%) Gervais Carré (60%)
WEICHKÄSE:	Camembert, Brie
SCHNITTKÄSE:	Gouda, Edamer, Tilsiter als Magerkäse als Viertelfettkäse 10% als Halbfettkäse 20% als Vollfettkäse 45%
HARTKÄSE:	Emmentaler Schweizer als Vollfettkäse 45%

* Fett in der Trockenmasse.

ROTSCHIMMELKÄSE: Harzer Käse
Mainzer Käse
Bauernhandkäse
Stangenkäse
Kümmelkäse
Limburger
als Halbfettkäse 20%

EDELPILZ-KÄSE: Gorgonzola
Roquefort
Edelpilzkäse (deutscher Roquefort)
als Vollfettkäse 45%

Die *fettreichen Käsesorten* wie *Gervais, Camembert, Gorgonzola usw. sind* nur in kleinen Mengen zu gebrauchen, sie eignen sich z. B. zum Mischen mit Magerquark.

Schmelzkäse in den Fettstufen 25—55% wird aus mißratenen, jedoch keineswegs verdorbenen Hartkäsen hergestellt, mittels Zusatz von Phosphaten, also Fremdstoffen (die erlaubt sind), eingeschmolzen und zu streichfähigen, sogenanten »Käsezubereitungen« verarbeitet. Sie sind, solange sie nicht angebrochen wurden, eine Käsekonserve, weil sie fermentfrei sind und sich also nicht zersetzen können. Schmelzkäse sind nicht für die Krebsdiät geeignet.

69. WELCHE STREICHFETTE SIND KREBSKRANKEN ZU EMPFEHLEN?

Butter hat von allen tierischen Fetten den geringsten Cholesteringehalt, ist vitaminreich und leicht verdaulich. Trotzdem kann der Arzt vorübergehend Butter verbieten, wenn es einen überhöhten Cholesteringehalt des Blutes zu senken gilt. Ist sonst Butter erlaubt, so sollte es Sauerrahmbutter sein.

Am zweckmäßigsten ist es, das Streichfett in Form diätetischer Margarine mit hohem Anteil an Linolsäure zu gebrauchen (Fauser Vitaquell, Vitaquell extra, vgl. Frage 112). Aus solchen Diätmargarinen hergestellte Streichpasten (Rezept 76) können auch als Brotaufstrich verwendet werden.

70. WELCHE PFLANZENÖLE SIND ZU EMPFEHLEN?

In der Reihenfolge der Qualität und der besonderen Eignung für Diätzwecke sind zu unterscheiden:

a) *Kaltpreßöle*, schon an ihrem kräftigen, typischen Geschmack und ihrer meist kräftigen Färbung (durch Wert bestimmende Begleitstoffe!) kenntlich,

b) *Kaltgepreßte Öle, die einer Nachbehandlung unterzogen wurden*, um sie »haltbarer« zu machen, oder die aus den verschiedensten Gründen einer solchen Behandlung unterzogen werden mußten. Sie können in Bezug auf die essentiellen Fette (Linolsäure, Linolensäure usw.) noch von wünschenswerter Zusammensetzung sein; in dieser Hinsicht gibt es jedoch in dieser Gruppe erhebliche Unterschiede.

c) *Heißgepreßte Öle* sind je nach dem angewandten Verfahren weniger oder mehr in ihrer Qualität beeinträchtigt und im allgemeinen auch einer Raffination unterzogen.

d) *Extrahierte Öle*, die mit Lösungsmitteln (meist benzinähnlicher Art) den Saaten entzogen wurden. Durch Erhitzen werden sie anschließend vom »Extraktionsmittel« befreit. Sie sind reine Öle, ohne wesentliche Begleistoffe, von rein neutralem Geschmack und Charakter.

Viele Öle des Handels, die etwas besseres darstellen wollen, dürften Verschnitte aus den 4 vorgegangenen Gruppen sein mit einem — jedoch für den Laien nicht mit Sicherheit erkennbaren, über die reinen Fettbestandteile hinausgehenden Wert. Solche Öle sind teilweise mit Phantasienamen im Handel. Vor dem Kauf hochwertiger Öle sollte man also den Text auf dem Etikett sorgfältig studieren (vgl. Frage 112).

71. WIE SOLLEN DIE ÖLE VERPACKT SEIN?

Öle sind gegen Licht, Luft und Temperatur empfindlich. Die beste Verpackung für die empfindlichen Begleitstoffe eines hochwertigen Öles ist also eine solche, die bis zum Anbruch sicher dagegen schützt: Luftdicht verschlossene Blechdose oder gefärbte, dicht verschlossene Glasflasche. Die Verpackung muß auch nach dem Anbruch fest zu verschließen sein. Man sollte nur kleine Packungen, die ziemlich rasch verbraucht sind, kaufen. Original verschlossen sind sie beinahe unbegrenzt haltbar. Man kann also auch einen Vorrat halten.

Nicht empfehlenswert sind Plastikflaschen, wie sie vielfach im Handel sind, weil keine Sicherheit gegeben ist, daß der verwendete Kunststoff

Weichmacher enthält, die in das Öl übergehen. Diese durchsichtigen Plastikflaschen bieten auch keinen Lichtschutz.

Nach Vorstehendem (vgl. Frage 70) ist es begreiflich, daß bessere Öle auch bessere Verpackung erfordern.

72. WIEVIEL FETT SOLLEN KREBSKRANKE TÄGLICH ERHALTEN?

Krebskranke sollen grundsätzlich pro Tag nur 50 bis 75 Gramm Fett zu sich nehmen.

73. WESHALB SOLLEN KREBSKRANKE KEINE ERDNÜSSE, KEIN „SCHIMMEL-MÜSLI", KEINE ANDEREN VERSCHIMMELTEN NAHRUNGSMITTEL ESSEN?

Es gibt Shimmelarten (Penicilline), die Lebensmittelverderber und Krankheitserreger sind. Es handelt sich hier um die Aspergillus-Arten (Kolbenschimmel, Gießkannenschimmel. Aspergillus glaucus = grünsporiger Kolbenschimmel, Aspergillus niger = schwarzsporiger Kolbenschimmel, Aspergillus flavus = gelbsporiger Kolbenschimmel). Der weltweit vorkommende Aspergillus flavus bildet die gefährlichen »Aflatoxine«. Auf ungenügend durchtrockneten, *feucht gelagerten, beschädigten Erdnüssen* siedelt er sich häufig an. Er erzeugt nicht nur im Tierversuch Leberkrebs, sondern man nimmt an, daß das häufige Vorkommen von Leberkrebs bei den reichlich Erdnüsse verzehrenden Völkern Afrikas, Brasiliens und Asiens ebenfalls dieser Pilzvergiftung zuzuschreiben ist. Die zu uns eingeführten Erdnüsse werden zwar in der Überzahl nicht roh verzehrt, sondern bei 180° C geröstet in den Handel gebracht. Jedoch reicht diese Erhitzung nicht zur Unschädlichmachung des Aflatoxins aus. Da sich der Pilz nur an beschädigten Erdnüssen entwickelt, dürfen nur völlig unbeschädigte Erdnüsse verwendet werden.

Gleichwohl dürfen Erdnüsse in der Krebsdiät nicht gebraucht werden, weil sich beim Rösten kanzerogene Stoffe (aus dem Fett der Erdnüsse) bilden. Nach Angaben der Zeitschrift für Medizin und Ernährung 3/1965 in einem Beitrag aus dem Bundesgesundheitsamt, Max von Pettenkofer-Institut, Berlin-Dahlem, wird beim Waschen des Erdnußöles mit Alkali zur Margarineherstellung der toxische (giftige) Stoff entfernt, aber vorsichtshalber verzichte man doch auf Erdnußöl und Erdnußbutter.

Diese Warnung gilt auch für das von Dr. Dr. Kuhl in seinen Vorschriften zur Krebsdiät empfohlene »*Schimmel-Müsli« oder »milchsaure Müsli*«, Getreide, das in einem besonderen Brutapparat mehrere Tage zum Keimen feucht gehalten wird, bis es mit grün-braunem Schimmel überzogen ist. Wie das »neuform-echo«, Bad Homburg v. d. H., im Mai 1969 berichtet, wurde von mehreren Untersuchungsämtern einwandfrei nachgewiesen, daß die nach Dr. Dr. Kuhl hergestellten milchsauren Müsli große Mengen Aflatoxin enthielten. Schimmelnester im Getreide seien besonders gefährlich. Jedoch wurden in verschimmelten Marmeladen keine Toxine gefunden. Vermutlich verhindert die Fruchtsäure und der hohe Zuckergehalt die Bildung von Giftstoffen.

Auch auf verschimmeltem *Brot, Obst und Gemüse* wird nach Untersuchungen aus der Universität Münster (H. Bösenberg und E. Eberhardt), mitgeteilt in »Medizin und Ernährung« 1/1969, der gefährliche Schimmelpilz Aspergillus-flavus gefunden, speziell in der Zeit von Anfang Juli bis Anfang September.

Solche Nahrungsmittel werden bisweilen verbilligt verkauft. Von ihrem Verzehr ist dringend abzuraten.

Die Aflatoxine sind schon in den Sporen — also ehe man den Schimmel sieht! — vorhanden, vermehren sich beim Wachstum schnell und dringen selbst bei Brot mehrere Zentimeter tief in das scheinbar gesunde Material ein. Also besser wegwerfen als ausschneiden.

Es sei noch bemerkt, daß Untersuchung von Camembertkäse keinen Befund an Aflatoxinen ergeben haben.

Kohlenhydrate und Krebs

74. WESHALB SOLLEN KREBSKRANKE DAS ÜBLICHE WEISSMEHL UND DEN ÜBLICHEN WEISSZUCKER MEIDEN?

Krebskranke neigen zu einer Erhöhung ihres Blutzuckers. Dies ist auf die bei ihnen bestehenden Verbrennungsstörungen zurückzuführen (Dr. H. Jung). Folglich muß ein Krebskranker möglichst kohlenhydratarm ernährt werden, um den Blutzucker so niedrig wie möglich zu halten. Vor allem muß die Zufuhr von üblichem *Küchenzucker* oder *Weißzucker* (chemisch als Rüben- und Rohrzucker = Saccharose bezeichnet, aufgebaut aus Dextrose oder Glukose = Traubenzucker und Fruktose oder Lävulose = Fruchtzucker) vermieden werden. Der braune Zucker hat die gleiche Zusammensetzung, er ist nur weniger gereinigt (raffiniert) als der weiße Zucker. Experimentell läßt sich nachweisen, daß das Krebswachstum durch Traubenzucker gesteigert wird (Dr. Lrabtree). *Krebskranke sollen also so leben, als ob sie zuckerkrank seien,* d. h. sie sollen die Zufuhr der Kohlenhydrate einschränken, vor allem das feine Weißmehl (vgl. Frage 139) und daraus bereitete Gebäcke, den Industriezucker sowie Zuckerwaren und Schokolade meiden, um keine Kohlenhydrate (Traubenzucker) für das Wachstum, die Energiegewinnung zu liefern. Krebszellen benötigen ja nach Prof. Warburg Zucker statt Sauerstoff. Auch der ständige Verzehr von Traubenzucker und Traubenzuckerpräparaten zum Aufputschen ist abzulehnen.

Bevölkerungen, die zwangsläufig kohlenhydratarm leben müssen, wie z. B. die Eskimos, leiden bezeichnenderweise nur selten an Krebs. Vor Einführung des Zuckers gab es bei den Eskimos keinen Krebs.

Die Kohlenhydrat-Tagesdosis der Krebsgefährdeten soll 250 g täglich nicht übersteigen.

Das entspricht rund	180 g	Kartoffeln
	150 g	Brot
	40 g	Hafer
	200 g	Äpfeln
	½ l	Bioghurt
	50 g	Fruchtzucker

Die Zufuhr an Kohlenhydraten muß eingeschränkt werden, weil jede Krebszelle zur Energiegewinnung Kohlenhydrate benötigt.

75. WESHALB FÖRDERT DAS GEWÖHNLICHE BROT IM GEGENSATZ ZU DEN VOLLKORNBROTEN DAS KREBSWACHSTUM?

Weil für das gewöhnliche Brot Mehl verwendet wird aus einem Korn, dessen Hülle und Keim entfernt worden sind. Hierdurch gehen viele Vitalstoffe verloren, was eine Förderung des Krebswachstums bedeutet.

Krebskranken und Krebsverdächtigen ist als Brot zu empfehlen: Vollkornbrot, Bioghurt-Roggen hell, Simonsbrot, Kuhls Urbrot, Knäckebrot, Graham-Brot, Weizenkeimbrot, Leinsamenbrot.

Der Begriff des Vollkornbrotes findet sich übrigens in der deutschen Gesetzgebung erst seit 1940 (vgl. Frage 36, 138, 139).

76. WESHALB SOLL PUMPERNICKEL VON KREBSKRANKEN GEMIEDEN WERDEN?

Pumpernickel ist zwar ein Vollkornbrot, wird aber häufig mit Zucker oder Stärkesirup bereitet.

77. WELCHE GETREIDEARTEN UND NÄHRMITTEL AUF GETREIDEGRUNDLAGE EIGNEN SICH FÜR KREBSKRANKE?

Hafer: Als Grütze, Flocken, Mehl, als Hafertrockenschleim, als Schrot aus spelzenfreiem Sprießkornhafer der Donathmühle. *Gerste:* Sprießkorngerste. *Reis*, ungeschält, *Roggen-Vollkorn*, *Weizen-Vollkorn* (als Flocken und als Schrot), *Buchweizengrütze*, Keimdiät-Safran-Nudeln, Weizenkeime (vgl. Frage 36).

78. WELCHE ART VON ZUCKER SOLLEN KREBSKRANKE VERWENDEN?

Nicht den üblichen weißen Küchenzucker, chemisch gebleichten Rüben- oder Rohrzucker = Saccharose (vgl. Frage 74), der die Darmbakterienflora ungünstig beeinflußt, sondern *Aletebiose*, eine besondere Milchzuckersorte, ferner *Edelweiß-Milchzucker*, zwei schwachsüßende Zuckerarten, welche die Darmbakterienflora günstig beeinflussen, ferner *Rademann's Fruchtzucker* (Lävulose oder Fruktose = Fruchtzucker in kristalliner Form), die für die Leber am besten verträgliche Zuckerart.

Die Krebszelle verwendet vorzugsweise die Glukose (Traubenzucker) zur Gewinnung ihrer Energie.

Melasse, der Rückstand bei der Zuckerfabrikation mit einem Zuckergehalt von ca. 50%, ist für die Krebsdiät ungeeignet.

Honig besteht zu ca. 70% aus *Invertzucker* (Traubenzucker + Fruchtzucker) und ist nicht erlaubt.

Malzzucker (chemisch »Maltose«) wird durch das Ferment Maltase in Glucose (Traubenzucker) zerlegt, ist darum verboten.

Rübenkraut, auch *Rübensirup*, Preßsaft aus gekochten Zuckerrüben, dick eingekocht, ist wegen seines Traubenzuckeranteiles verboten.

Lävulose-Cholin-Infusionen sind bei starker Entkräftung erlaubt.

Auch die künstlichen Süßstoffe (Saccharin und auf Zyklamat-Basis entwickelte Stoffe wie Assugrin, Ilgonetten, Süsetten, Natreen-Diätsüße) eignen sich nicht für die Krebsdiät, obgleich sie kalorienfrei sind. Sie dürfen höchstens mit ausdrücklicher Erlaubnis des behandelnden Arztes gebraucht werden.

79. WANN KÖNNEN DIE IN UNSERER KOST ZUGEFÜHRTEN KOHLENHYDRATE IN BESONDEREM MASSE ZUR KREBSENTSTEHUNG INNERHALB DES VERDAUUNGSTRAKTES BEITRAGEN?

Wenn durch technische und chemische Maßnahmen Vitamine und Mineralstoffe verloren gehen, wie das bei Weißmehl, Weißzucker, Grieß, Graupen und beim polierten Reis der Fall ist.

Wenn durch zu starkes Rösten von Mehl, Brot, Kartoffeln und Zwiebeln karzinogene Kohlenwasserstoffe entstehen.

Wenn übermäßiger Kohlenhydratverbrauch zu Fettleibigkeit führt: Übergewicht begünstigt die Krebsentstehung.

Vitalstoffe und Krebs

80. WAS VERSTEHT MAN UNTER VITALSTOFFEN?

Als »Vitalstoffe« werden von Prof. Schweigart folgende lebensnotwendigen Stoffe zusammengefaßt:

Vitamine, Fermente, Spurenelemente, Hormone, essentielle Aminosäuren, essentielle ungesättigte Fettsäuren, Wasser (Trinkwasser, vgl. Frage 99), Sauerstoff (der Luft).

Was sind Vitamine? Lebensnotwendige Wirkstoffe, die mit der Nahrung aufgenommen werden müssen. Sie können nur teilweise im Körper aus Vitaminvorstufen gebildet werden. Einige Vitamine sind Bestandteile von Fermenten.

Was sind Fermente? Organische Substanzen, die höhere organische Verbindungen zerlegen und aufbauen. Sie werden von Bakterien, Gärungspilzen (z.B. Hefe) und Milchsäurebakterien oder von Zellen des Körpers (z.B. vom eiweißhaltigen Pepsin des Magensaftes) gebildet. Blähsucht spricht stets für Fermentmangel.

Was sind Spurenelemente? Anorganische chemische Grundstoffe, z.B. Eisen, Kupfer und Jod, die nur in Spuren in der Nahrung und im Körper vorkommen, jedoch lebenswichtige Aufgaben zu erfüllen haben.

Was sind Hormone? Lebenswichtige körpereigene Wirkstoffe, die von den Hormondrüsen (z.B. Keimdrüsen, Schilddrüse, Bauchspeicheldrüse) gebildet werden.

Was sind essentielle Aminosäuren? Bestimmte lebensnotwendige Bausteine der Eiweißkörper, die mit der Nahrung zugeführt werden müssen, da sie der Körper selbst nicht herzustellen vermag.

Was sind essentielle ungesättigte Fettsäuren? Bestimmte lebensnotwendige, in Fetten, besonders Leinöl, vorkommende Säuren, die mit der Nahrung zugeführt werden müssen, da sie der Körper selbst nicht herstellen kann.

81. WODURCH WERDEN DIE VITALSTOFFE ZERSTÖRT, UND WELCHE NAHRUNGSMITTEL ENTHALTEN ZAHLREICHE VITALSTOFFE?

Vitalstoffe können durch alle Maßnahmen zerstört werden, die den natürlichen Zustand unserer Nahrung verändern, z.B. durch Braten, Räuchern, Färben, Zusatz von Chemikalien, Glasieren, Polieren (z.B. Weißbürsten von Reiskörnern), Raffinieren usw.

Folgende Nahrungsprodukte enthalten viele Vitalstoffe:

Vollkorn, rohe Sauergemüse, verschiedene Arten von Sauermilch, rohes Gemüse (als Salate), rohes Obst, rohe Obstsäfte, Schrotmüsli, manche Käse (Gervais, Brie, Camembert, Roquefort), die nicht nachbehandelten Kaltpreßöle, Leinsamen, Soja.

82. WESHALB IST EINE AUSREICHENDE VITAMINVERSORGUNG FÜR KREBSKRANKE BESONDERS WICHTIG?

Die Funktion der Leber als Entgiftungsorgan des Körpers ist nur gesichert, wenn eine ausreichende Versorgung mit allen Vitaminen gewährleistet ist, also mit den wasserlöslichen Vitaminen B und C sowie den fettlöslichen A, D und E.

Die fettlöslichen Vitamine sind für die Funktion der Hormondrüsen besonders wichtig. Die Vitamin-B-Gruppe enthält Bestandteile lebenswichtiger Fermente. Vitamin C reguliert die Funktion der Nebennierenrinde und der Keimdrüsen.

Vitamin P (Permeabilitäts-Vitamin) tritt stets in der Nachbarschaft von Vitamin C auf, nach amerikanischen Forschungen steigert es die Wirksamkeit von Vit. C um 50%. Es verhindert die Kapillarbrüchigkeit, die durch ionisierende Strahlen wie Röntgen- oder Radiumstrahlen einschließlich denen der Atomenergie hervorgerufen wird (Dr. Ernst Daßler, Bremen). Offenbar steht das P-Vitamin auch mit Anthocyanen (vgl. Frage 97) in Zusammenhang. Es findet sich als solches in Früchten wie Heidelbeeren, Brombeeren, schwarzen Kirschen und Tomaten. Man muß also gerade bei Krebskranken auf eine ausreichende Vitaminversorgung bedacht sein. Wichtige Vitaminträger sind folgende Nahrungsmittel:

Für Vitamin A: als Vorstufe (Karotin), die in der Leber in Vitamin A umgewandelt wird, grüne Pflanzen, Karotten, Spinat, Tomaten, Sanddornbeeren. Als fertiges Vitamin: Butter, Eigelb, Milch.

Für Vitamin B: Vollkornbrot, Hefe, Frischleber, Milch.

Für Vitamin C: frisches Obst, grünes Gemüse, grüne Salate, Citrusfrüchte, schwarze Johannisbeeren, Sanddorn, Paprikaschoten. Der ungewöhnlich hohe Luxuskonsum der Geschwulstkrankheit an Vitamin C macht die tägliche Gabe eines Vitamin-C-Präparates notwendig, weil die benötigte Menge dieses Vitamins mit dem häufig verringerten Nahrungsbedarf des Kranken nicht zugeführt werden kann.

Für Vitamin D: Leber, Lebertran, rohes Eigelb, Milch, Butter, Pilze (Pfifferling, Steinpilz).

Für Vitamin E: Eidotter, Weizenkeime, Getreidekeimöle, Sonnenblumenöle.

Für Vitamin P (Permeabilitätsvitamin): Roter Gewürzpaprika, Tomaten-Paprika, Zitronensaft, schwarze Johannisbeere (Süßmost), Apfelsinen (Saft und Fleisch), Hagebutten, Petersilie. Den höchsten Gehalt hat der Gewürzpaprika.

83. WIE KANN VITAMIN C IN NATÜRLICHER FORM ZUGEFÜHRT WERDEN?

Sämtliche grünen Gemüsesorten und frische Früchte, vor allem Apfelsinen, Zitronen, Hagebutten, Sanddornbeeren und schwarze Johannisbeeren enthalten Vitamin C. Dieses wird jedoch zerstört, wenn es bei der Zerkleinerung der Früchte mit rostendem Eisen in Berührung kommt. Deshalb wird bei den neuzeitlichen Küchengeräten nur nichtrostender Stahl verwendet.

Als vitamin-c-reiche Gemüse sind zu empfehlen: Endivien, Kresse, Meerrettich, Paprikaschoten, Porree, Lauch, Radieschen, Rettich, Sellerie, Zwiebeln.

84. AUS WELCHEM MATERIAL SOLLEN UNSERE KOCHTÖPFE BESTEHEN?

Aus Steingut, Porzellan, feuerfestem Glas (Jenaer Glas, Pyroflam), Ton (Römertopf), aus Stahl mit Emailleüberzug, der unbeschädigt sein muß, aus nichtrostendem Stahl, Cromargan, Chromnickelstahl, Reinaluminium.

Schon Spuren von Schwermetallen (Kupfer, Zink, Zinn, Silber, Eisen), der Kontaktwirkung metallener Gefäße, Platten, Bestecke und

Küchengeschirre entstammend, können durch Katalyse-Effekte die Oxydation der Askorbinsäure (Vit. C) erheblich beschleunigen und so zu erheblichen Verlusten führen. Diese Tatsache ist umso bedeutsamer, als der Vitamin-C-Bedarf des Tumorkranken weit über der Norm liegt.

Säurehaltige Nahrungsmittel (Sauerkraut, Quark, saure Salatsoße) sollen nicht in *Aluminiumgefäßen* längere Zeit aufbewahrt werden, weil die Säure das Aluminium angreift und löst; beim Kochen wird Aluminium besonders stark von der Säure angegriffen. Wenn Aluminum auch kein Gift ist, so ist dieser Vorgang doch unerwünscht.

Bei Nahrungsmittelzubereitung in *Kupfergefäßen*, deren Verzinnung nur geringfügig beschädigt ist, bilden sich lösliche Kupfersalze, die zu einer lebensgefährlichen Kupfervergiftung führen können. Ähnlich wie Kupfer ist *Messing*, eine Legierung von Kupfer und Zinn, zu beurteilen.

Die *Aluminiumfolie* kann unbesorgt zum Einhüllen von Lebensmitteln und auch zur schonenden Zubereitung unter Hitzeeinfluß verwendet werden. Für Tiefgefrierware gibt es eine besonders starke, reißfeste Alufolie.

Kunststoffschüsseln, die Weichmacher enthalten, dürfen nicht für fetthaltige Nahrungsmittel verwendet werden, weil das Fett die Weichmacher löst. Salate soll man also in Schüsseln aus Glas, Porzellan, Steingut oder Holz anmachen.

85. SIND KUNSTSTOFFBESCHICHTETE PFANNEN UND TÖPFE ERLAUBT?

Solche Pfannen und Töpfe zum Braten ohne Fett sind erlaubt, wenn sie genau nach Vorschrift behandelt werden. Die Beschichtung mit der Bezeichnung »Teflon« und »Hostaflon« besteht aus »Polytetrafluoräthylen«, einem Kunststoff, der eine Dauerwärmefestigkeit von 260 °C besitzt. Dieser Hitzegrad wird normalerweise in der Küche nicht erreicht. Wird das Gefäß versehentlich ohne Inhalt, also leer, auf der Heizplatte stehen gelassen, wobei es sich über 260° C erhitzen kann, so verdampft der Kunststoffbelag unter Erzeugung giftiger Dämpfe. Ein kurzzeitiges Anheizen von Grillgeräten, sorgfältig überwacht, greift den Belag nicht an. Das Bundesgesundheitsamt warnt vor der Verwendung beschädigter Geräte. Seit einiger Zeit gibt es kratzfeste Beläge aus Kunststoff, die sehr widerstandsfähig sind. Vorsichtshalber sollte man allerdings solche Töpfe und Pfannen nicht auf stärkster Heizstufe aufsetzen.

86. WAS IST GRUNDSÄTZLICH ZUR ROHKOST ZU SAGEN?

Alles was roh genossen werden kann, soll nicht gekocht werden, damit unnötige Vitamin- und Fermentverluste vermieden werden. Viele Gemüse können ungekocht in Salatform zubereitet werden. Rohkostgerichte sollten stets zu Anfang der Mahlzeiten genossen werden — täglich mindestens eine Rohkostmahlzeit!

87. WELCHE VITAMINE WERDEN MIT HILFE UNSERER NORMALEN DARMBAKTERIENFLORA GEBILDET?

Es handelt sich um die Vitamine der B-Gruppe und das Vitamin K. Eine normale Darmbakterienflora gedeiht jedoch nur bei normaler Salzsäurebildung des Magens, welche die erforderliche saure Reaktion des Darminhaltes garantiert, und bei einer normalen Darmfunktion (vgl. Frage 18).

88. WIE KANN DER VITAMIN-B_1- UND DER VITAMIN-B-KOMPLEX IN NATÜRLICHER FORM ZUGEFÜHRT WERDEN?

In Vollkornbrot, Schrot- und Vollkornflocken-Gerichten (Donath-Sechskorn vgl. Frage 139), Weizenkeimen, Nüssen, Leinsamen (Linusit), Vollsojamehl und fettarmem Sojamehl, in Hefe und Leber von Kalb, Rind und Geflügel, in Eiern und Milch.

89. WORAUF BERUHT DER WERT DER HEFE BEI KREBSVERDACHT ODER KREBS?

Hefe ist ein Vitamin B_1- und B_2-Spender. Sie enthält den gesamten Vitamin-B-Komplex. Sie schützt unsere Darmbakterienflora, deren normales Funktionieren für die Krebsabwehr unerläßlich ist. Aber trotz ihres hohen Vitamin-B-Gehaltes sind frische Hefe (Brauerei- und Bäckerhefe) und Trockenhefe (Bäckerhefe, die durch Anfeuchten aktiv wird und zum Treiben des Teiges verwendet werden kann) für die Ernährung zwecklos, weil nur das Vitamin B aus der *toten* Hefezelle vom Körper verwertbar ist, denn lebende Zellmembranen sind für das Vitamin B nicht durchlässig. Wir müssen also dem Körper tote Hefezellen in Form von Trockenhefe und Hefeextrakten aus entbitterter, durch Abkochen abgetöteter Bierhefe oder aus Brennereihefe und Preßhefe zuführen. Solche Hefe-Erzeugnisse gibt es als »Opti-B«, als Trockenhefepulver, in Form von Hefeflocken, die alle noch dazu einen fleischartigen Würzcharakter haben.

90. WELCHE VITAMINE WIRKEN BESONDERS GEGEN DAS KREBSWACHSTUM?

Die Vitamine A und C (Dr. v. Wendt). Vitamin A spielt bei allen Abwehrvorgängen eine Rolle. Ferner die Vitamine der B-Gruppe (Kartoffeln, Vollkorn-»Keimdiät«-Keime, Soja, Hefe, Leber), die an der Zellatmung beteiligt sind.

91. WELCHE VITAMINVERLUSTE ENTSTEHEN DURCH KOCHEN?

Verlust von Vitamin A durch Kochen im offenen Topf infolge von Luftzutritt, besonders bei langem, wiederholtem Umrühren.

Vitamin B_1 erleidet selbst im Dampfkochtopf (Sicomatic, Vitavit) bei steigendem Druck keine wesentlich höheren Verluste als beim Kochen im offenen Topf. Wird das Dämpfwasser mitverwendet, so ist der Verlust ausgeglichen.

Das Vitamin C wird beim Kochen im offenen Topf stärker geschädigt als bei der Zubereitung im Dampfdrucktopf. Eine Ausnahme bilden geschälte Kartoffeln, hier ist der Verlust beim Druckkochen etwa 10% größer als beim gewöhnlichen Dämpfen mit 100°C (Bundesforschungsanstalt für Hauswirtschaft, Stuttgart-Hohenheim). Dagegen widerstehen Blumenkohl und Rosenkohl dem höheren Druckanstieg ohne weiteren Vitamin-C-Verlust. Durch langes Wässern und Abgießen des Kochwassers geht Vitamin B verloren.

Im Brot entsteht beim Backen im Teiginnern nur eine Temperatur von ca. 80°C, lediglich die Kruste ist Hitzegraden bis zu 235°C ausgesetzt. Bei Verwendung von Backpulver wird das Vitamin B_1 restlos zerstört.

Verlust von Vitamin C erfolgt durch Wässern, Abbrühen, langes Kochen, langes Warmhalten und Aufwärmen. Daher wirken sich Garkochen in der Kochkiste und Warmhalten im Wärmeschrank besonders nachteilig aus, ebenso das Vorkochen der Speisen am Abend oder am Tag zuvor, was bei berufstätigen Frauen häufig vorkommt. Berührung mit Luftsauerstoff und mit Kupfer, Silber oder mit rostenden Metallen zerstört Vitamin C.

Über den Vitamin-C-Gehalt roher, gekochter und in Dosen konservierter Nahrungsmittel gibt die Tabelle auf der folgenden Seite Aufschluß (nach Dr. Dienst):

Gemüseart	Gekocht	Dosenware	Roh
Spargel	0 mg	15 mg	25 mg
Grüne Bohnen	1—4 mg	3 mg	10 mg
Spinat	2 mg	13 mg	60 mg
Sauerkraut	4 mg	24 mg	29 mg
Weißkohl	8 mg	—	50 mg
Blumenkohl	8 mg	—	50 mg

92. WESHALB SOLL DAS GEMÜSEKOCHWASSER NICHT UNGENUTZT ABGEGOSSEN WERDEN?

Weil dadurch zugleich wasserlösliche Vitamine und wichtige Mineralstoffe (einschließlich der Spurenelemente) verloren gehen. Auch das Wasser sterilisierter Gemüsekonserven enthält Vitamine, Mineralstoffe und Spurenelemente und soll deshalb mitverwendet werden.

93. WESHALB SOLLEN KREBSKRANKE DIE VERWENDUNG DES KOCHSALZES EINSCHRÄNKEN?

Weil einseitige, größere Kochsalzzufuhr eine Störung des Mineralstoffgleichgewichts hervorruft, was sich krebsbegünstigend auswirken kann.

Zum Würzen sind zu empfehlen (vgl. Frage 126—127):

Zitronensaft, Kümmel, Majoran, Paprika, Knoblauch, Petersilie, Salbei, Rosmarin, Thymian, Zwiebeln, alle Lauchgewächse, ferner Wein-, Apfel- und Kräuteressig.

94. WESHALB DÜRFEN KEINE RÜCKSTÄNDE VON SOGENANNTEN „NETZMITTELN" AN KOCHTÖPFEN UND ESSGESCHIRR VERBLEIBEN?

Die dem Spülwasser zugesetzten »Netzmittel« sollen die Oberflächenspannung des Wassers herabsetzen. Sie dienen der Schaumbildung und erleichtern die Säuberung. Sie haften aber sehr fest an Töpfen und Geschirr. Wenn hieraus dann flüssige oder feste Nahrung verzehrt wird, ohne daß das Geschirr vorher gründlich abgespült wurde, gelangen Teile dieser »Netzmittel« in den Körper, was sich schädlich auswirken kann. Fische und Pflanzen gehen in Wasser, das derartige Chemikalien enthält, zugrunde.

Getränke und Krebs

95. WELCHE GETRÄNKE SIND DEM KREBSKRANKEN VERBOTEN?

Weine, die gezuckert sind. Ungezuckerte Weine tragen auf den Flaschenetiketten die Bezeichnung »naturrein«, »Wachstum«, »Gewächs«, »Kreszenz«. Auch der Vermerk »Originalabfüllung« oder »Originalabzug« garantiert ungezuckerten Wein.

Weine, die Arsen enthalten.

Sekt, der gezuckert ist.

Liköre, auch sogenannte »Kräuterliköre«.

Schnäpse und andere hochprozentige Alkohole, die die Leber, unser Hauptentgiftungsorgan, zu stark belasten.

Nährbiere wegen des Zuckerzusatzes.

Fruchtsäfte, die Zucker oder chemische Konservierungs- und Färbemittel enthalten.

Fruchtsaftgetränke wegen des Zuckerzusatzes, insbesondere dann, wenn der Fruchtanteil wie Zitrone, Orange usw. chemisch konserviert ist, was auf dem Etikett vermerkt sein muß.

Fruchtsirup wegen des Zuckers.

Brauselimonaden mit Chinin, Coffein und chemischen Konservierungsstoffen, z.B. Colagetränke, Tonic-Water etc.

Traubensäfte, da sie zuviel Traubenzucker enthalten (betr. rote Trauben vgl. Frage 97).

Mineralwasser, soweit es alkalisch, arsenhaltig, radioaktiv oder kochsalzhaltig ist.

Eiscremegetränke (Frucht- oder Vanille-Eis mit Alkohol, Fruchtsäften und Milch).

Instantgetränke auf Kakaogrundlage, Mischungen von Kakaopulver mit Zucker und Aromastoffen, die sich in kalter oder warmer Milch sofort auflösen (Zusatz an weißem Zucker in manchen Instantgetränken bis zu 78%, davon teilweise 20% Traubenzucker). Auf der Packung muß das genau angeführt werden (vgl. Frage 78).

Bohnenkaffee, Tee und Kakao sind Aufputschmittel, die bei dauernder Anwendung die natürliche Entspannung und Erholung der Gewebe verhindern und so zu Schädigungen des Zelleiweißes führen, was sich als Vorbedingung für die Krebsentstehung auswirken kann. Auch coffeinfreie und säurearme Kaffeesorten sind bei dauerndem Gebrauch nicht harmlos, weil die Röstprodukte die Magenschleimhaut, die Galle und die Leber reizen. Kakao enthält wie Tee und Bohnenkaffee einen erregenden Stoff, das Theobromin. »Das Coffein und das Theobromin sind Alkaloide. Je größer die Alkalität des Blutes — beim Krebskranken ist sie am stärksten — desto stärker ist die Giftwirkung der Alkaloide.« (Curt Lenzner). Der Arzt kann aus psychologischen Erwägungen das Kaffeeverbot gelegentlich lockern.

96. WELCHE GERÄNKE SIND DEM KREBSKRANKEN ERLAUBT?

Naturreine Fruchtsäfte, die keine chemischen Konservierungsmittel und keinen Zuckerzusatz enthalten (vgl. Frage 97).

Naturreine Gemüsesäfte.

Leinsamenschleim.

Naturreine Weine, aber nur 1—2 Glas täglich zu ¼ l und nur bei intakter Leber.

Bier, aber höchstens 1—2 Glas à ¼ l täglich, am besten Diätpils (Diabetikerbier).

Saures Mineralwasser, kochsalzarm (vgl. Frage 96).

Sauermilcharten (vgl. Frage 98).

Der Krebskranke soll reichlich trinken.

97. WAS SIND KREBSHEMMENDE PFLANZENSÄFTE?

Der Saft der Roten Rübe (Rote Bete), der schwarzen Johannisbeeren, der Heidelbeeren, der Holunderbeeren.

Roter Traubensaft ist trotz seines krebshemmenden Anthozyangehaltes nicht für den Krebskranken geeignet, weil er zu viel Traubenzucker (Glukose) enthält, der das Tumorwachstum fördert (Anthozyane vgl. Frage 131).

98. IN WELCHER FORM SIND DIE MILCH UND IHRE PRODUKTE DEN KREBSKRANKEN ERLAUBT?

Erlaubt sind:

Joghurt (noch besser ist *Bioghurt*, der nach Prof. Zabel die normalen Darmbakterien besser schützt).

Kefir (durch Kefirferment = Kefirpilze in alkoholische Gärung versetzte Milch).

Buttermilch.

Dickmilch (= Sauermilch).

Quark (= Topfen).

Magerkäse (vgl. Frage 68).

Molke.

Quark-Magermilch oder Soja-Magermilch (z. B. Fink Instant-Trokkenmagermilch), mit Quark oder Vollsojamehl gemischt, ist cholesterinfrei, enthält Eiweiß, Milchzucker, Mineralstoffe, keine Zusätze und ist sofort löslich.

Trockenmilch bildet infolge der veränderten Kaseinlöslichkeit im Magen unter der Einwirkung des Labfermentes kein festes Gerinnsel wie die frische Kuhmilch, sondern ein leicht sich zerteilendes, flockigeres Gerinnsel, das den Verdauungssäften eine größere Oberfläche bietet (Prof. W. Spöttel).

Verboten sind:

Ungesäuerte Vollmilch.

Kondensmilch.

Sterilmilch (durch lange und hohe Erhitzung denaturiert).

Sahne (Kaffeesahne und Schlagrahm), cholesterinreich.

Butter (cholesterinhaltig, vgl. Frage 69).

Fettkäse (vgl. Frage 68).

99. IST DIE CHLORIERUNG DES TRINKWASSER ZUR DESINFEKTION UNSCHÄDLICH?

Nein! Das geht schon daraus hervor, daß Fische in chlorierten Teichen zugrunde gehen können (Dr. Waerland).

Es ist auf den Vorschlag von Prof. Dr. Eichholtz hinzuweisen, nur noch einwandfreie Wasserleitungen anzulegen, die ausschließlich Wasser zu Trink- und Kochzwecken liefern, weil sonst keine der über tausend zum Teil karzinogenen Substanzen, die man bisher im Leitungswasser festgestellt hat, von uns ferngehalten werden können.

100. WELCHE SUPPEN SIND KREBSKRANKEN ERLAUBT?

Fettfreie Fleischsuppen (vgl. Rezept 94), Suppen aus hausgemachten Vollkornteigwaren (vgl. Rezept 63 und 64), Kräuter- und Gemüsesuppen (vgl. Rezept 65).

Chemische Stoffe in der Landwirtschaft und Krebs

101. WELCHE CHEMISCHEN STOFFE WERDEN IN DER LANDWIRTSCHAFT VERWENDET, DIE KARZINOGENE ENTHALTEN UND AUF UNSERE NAHRUNGSMITTEL ÜBERGEHEN KÖNNEN?

Schädlingsbekämpfungsmittel, chemische Konservierungsmittel, Färbungsmittel, Mästungsmittel, Desinfektionsmittel für den Stall. In der deutschen Bundesrepublik kommen zur Zeit ungefähr 80 derartige Substanzen zur Anwendung. Man arbeitet jetzt eine Empfehlung der maximal duldbaren Toleranzwerte aus.

102. IST EIN BEWEIS DAFÜR ERBRACHT WORDEN, DASS ZWISCHEN KREBSENTSTEHUNG UND KÜNSTLICHER DÜNGUNG EIN ZUSAMMENHANG BESTEHT?

Nein (vgl. Dr. S. Gericke). Selbstverständlich ist der natürliche Dünger dem künstlichen Dünger überlegen, allein schon durch seinen Gehalt an Humus und das darin enthaltene Bakterienleben.

103. WIE GROSS IST HEUTE DIE JÄHRLICHE HERSTELLUNGSMENGE DER INSEKTIZIDE IN DER DEUTSCHEN BUNDESREPUBLIK?

Im Jahre 1961 wurden bei uns 94 000 t Spritz- und Stäubmittel zur Insektenbekämpfung hergestellt bei einer Weltproduktion von ungefähr 500 000 t. Die wichtigsten Insektizide sind (nach Hagen) Chlorkohlenwasserstoffverbindungen (z. B. DDT), organische Phosphorsäureverbindungen (z. B. E 605) und Chlornaphtalinabkömmlinge (z. B. Aldrin und Dieldrin), die auch als Textilimprägnierungsmittel verwendet werden und durch die Haut in den Körper eindringen können. Zwar sind in der deutschen Bundesrepublik seit 1968 selbst Spuren von Dien-Mitteln (Aldrin und Dieldrin) lebensmittelrechtlich unzulässig, aber da ihre Aktivität in dem einmal damit behandelt Boden bis zu neun Jahren erhalten bleibt, ist die Gefahr noch nicht gebannt. Hoffentlich beseitigen nicht die in Vorbereitung befindlichen EWG-Richtlinien über die höchstzulässigen Rückstände auf Lebens- und Futtermitteln diese fortschrittlichen deutschen Bestimmungen zum Schutze des Verbrauchers (Prof. Schuphan). Karzinogen wirken vor allem die DDT-Chlorkohlenwasserstoffverbindungen, z. B. Paral.

104. WIE GELANGT DDT IN DIE KUHMILCH UND IN DIE MODERNEN MOLKEREIPRODUKTE?

Auf dem Weg über das Kuhfutter, das von Wiesen stammt, die mit DDT (= Paral) gespritzt wurden, sowie über das Ausspritzen der Ställe zur Insektenvertilgung.

105. WIEVIEL DDT ENTHÄLT VERGLEICHSWEISE HEUTE DURCHSCHNITTLICH DIE TÄGLICHE KOST DES AMERIKANERS?

184 mg DDT (Paral), d. h. 1/3 der tödlichen Dosis (Dr. S. Schmidt). Dieses Gift wird im Fettgewebe gespeichert, und zwar bis zur mehrfachen tödlichen Dosis. Bei Abmagerungskuren kann es, wie Prof. Dr. Eichholtz festgestellt hat, wieder frei werden und seine gefährliche Wirkung von neuem entfalten.

106. WELCHE KÜNSTLICHEN FARBSTOFFE WIRKEN KARZINOGEN?

In der Verwendung von Farbstoffen zur Färbung unserer Nahrungsmittel ist größte Zurückhaltung erforderlich. Es sei daran erinnert, daß der Anilinfarbstoff »Buttergelb« (= Dimethylaminoazobenzol) Karzinogene enthält, die Leberkrebs erzeugen. Deshalb ist heute seine Verwendung zur Färbung von Nahrungsmitteln verboten, während man ihn früher für »völlig unschädlich« gehalten hat. Anilin (= Amidobenzol), Ausgangssubstanz vieler Farbstoffe, gehört zu den Karzinogenen. Es wird aus Steinkohlenteer gewonnen.

Es ist einwandfrei nachgewiesen, daß beim Menschen Blasenkrebs durch Anilinfarben hervorgerufen werden kann. Mit Recht sagt Prof. Dr. Eichholtz, daß der gesunde Menschenverstand aus dieser Tatsache nur eine einzige Folgerung ziehen kann, nämlich *das Verbot jedes Zusatzes von Anilinfarben zu Lebensmitteln* (natürliche Pflanzenfarbstoffe vgl. Frage 131).

Karzinogene in der Luft

107. KÖNNEN DIE IN DER LUFT VORKOMMENDEN KARZINOGENE AUCH IN NAHRUNGSMITTEL GELANGEN UND DADURCH IN UNSEREM VERDAUUNGSTRAKT KREBS ERZEUGEN?

Ja. Die in der Luft enthaltenen Karzinogene stammen aus dem Ruß, dem Rauch unvollständig verbrannter Mineralöle, den Auspuffgasen der

Benzin- und Dieselmotoren, dem Asphaltstaub, sogar aus dem Reifenabrieb und dem Tabakrauch. Überall findet sich Teer als Karzinogen (Kohlenwasserstoffe, Benzpyren).

Immer gefährlicher wirkt sich auch die zunehmende Anwendung der Atomenergie und die daraus folgende radioaktive Verseuchung der Luft aus.

108. WODURCH KÖNNEN BEI RAUCHERN KREBSBILDUNGEN NICHT NUR IN DEN ATEM- SONDERN AUCH IN DEN VERDAUUNGSWEGEN ENTSTEHEN?

Dadurch, daß der tabakhaltige Speichel hinuntergeschluckt wird, der karzinogene Teerstoffe enthält. Neuere statistische Krebsforschungen in den USA zeigen, daß bei Rauchern nicht nur der Lungenkrebs und der Kehlkopfkrebs eindeutig häufiger geworden sind, sondern auch die Krebserkrankungen der Mundhöhle, der Speiseröhre und der Harnblase.

Grundsätze der Krebsdiät

109. WELCHES SIND, KURZ ZUSAMMENGEFASST, DIE GRUNDSÄTZE EINER KREBSFEINDLICHEN DIÄT?

Ausreichende Zufuhr von biologisch hochwertigem Eiweiß (je kg Körpergewicht täglich 1 g bis 1,2 g Eiweiß): mageres Fleisch, magerer Fisch, magers Geflügel, Ei, Sauermilch, Quark, Kartoffel, Sojaerzeugnisse, Vollweizen, Hefe.

Deckung des Fettbedarfs überwiegend aus Fetten mit hohem Anteil an ungesättigten Fettsäuren (Linolsäure), als pflanzliche Kaltpreßöle und in Form von Streichfetten aus solchen Ölen (Diätmargarine), ferner durch täglichen Leinsamenverzehr. Der Fettverzehr soll 50—75 g Fett täglich nicht übersteigen, einschließlich des versteckten Fettes in Milch, Ei und Fleisch.

Starke Erhitzung der Fette ist zu vermeiden.

Der Kohlenhydratbedarf soll so knapp wie möglich gehalten werden, ähnlich wie bei der Diabetes-Kost soll er 250 g täglich nicht übersteigen. Nur vollwertige Kohlenhydrate sind erlaubt (Vollkornerzeugnisse). Weißmehl, Zucker jeder Art, — ausgenommen Fruchtzucker (Lävulose) und Milchzucker — sind verboten.

Der Vitaminbedarf muß reichlich gedeckt werden. Wegen des hohen Verschleißes an Vitamin C beim Krebsleiden muß Vitamin C außer in frischen Nahrungsmitteln noch zusätzlich als Präparat gegeben werden.

Der Bedarf an Mineralien und Spurenelementen wird gedeckt durch tägliche Rohkostzufuhr, schonend zubereitete Kochkost, ferner durch Frucht- und Gemüsesäfte.

Milchsaure Nahrungsmittel in Form von Sauermilch, Bioghurt, Buttermilch, Quark, eingesäuerten Gemüsen (Sauerkraut), milchsauren Gemüsesäften (Karotten-Most, Rote-Bete-Most, Sauerkrautsaft) sollen täglich zugeführt werden.

Säureüberschüssige Nahrungsmittel in Form von tierischem Eiweiß (Ei, Fleisch, Fisch, Geflügel, Quark) dienen der Umwandlung der Alkalose des Blutes in eine Acidose (Übersäuerung), wodurch große Lymphozyten (besondere Form der weißen Blutkörperchen) gebildet werden, die das Krebswachstum hemmen.

Reichliche Flüssigkeitszufuhr, soweit keine Gegenanzeige durch Kreislaufstörungen besteht, erleichtert besonders in Form des Leinsamenschleimes die oft darniederliegende Speichelbildung (Kurgetränk »Linusit«). Dadurch wird auch die Stuhltätigkeit günstig beeinflußt und zugleich führt der Leinsamen in hohem Maße ungesättigte Fettsäuren zur Unterstützung der Zellatmung zu.

Geschicktes Würzen fördert die Magensaftbildung, lockt den Appetit, erleichtert die Herztätigkeit.

Schonende, werterhaltende Küchentechnik und diätgeeignetes Küchengeschirr sind wichtig.

Besser mehrere kleine Mahlzeiten als wenige große Mahlzeiten! In schweren Fällen gibt man stündlich löffelweise Nahrung.

Lisa Mar

KREBSABWEHR DURCH DIÄT

»Die ärztliche Kunst wäre von vornherein weder entdeckt noch wäre nach ihr geforscht worden, wenn den Kranken dieselbe Lebensweise, welche die Gesunden führen, und dieselben Lebensmittel, welche diese essen und trinken, zuträglich wären und es nichts anderes gäbe, das besser wäre als dies. So hat aber die Notwendigkeit selbst die Menschen gezwungen, nach der ärztlichen Kunst zu forschen, sie zu entdecken, weil dem Kranken dieselbe Kost, welche die Gesunden genießen, nicht zuträglich ist«.

Hippokrates.

Mit diesem Ausspruch des griechischen Arztes Hippokrates (460—377 vor Chr.), des Begründers der griechischen Heilkunde, wird erklärt, warum die Ernährung der Kranken sich von derjenigen der Gesunden unterscheidet. Vieles, was dem Kranken schadet, vermag der Gesunde ohne weiteres zu ertragen, aber dauernd angewandte Schädlichkeiten in der Kost der Gesunden führen — wenn auch oft erst nach langer Zeit — zuletzt doch auch zu Krankheit. Selbst solche Lebensmittel, welche die noch vorhandenen Abwehrkräfte des Gesunden stärken können, muß der Arzt oft für den Kranken verbieten. So mag es für den ersten Augenblick verwirrend erscheinen, daß an sich harmlose Nahrungsmittel des täglichen Gebrauchs, die sogar aufgrund ihrer Zusammensetzung die Abwehrkräfte gegen die Krebsgefahr zu steigern vermögen, im Krankheitsfalle gemieden werden müssen.

Darum werden im Rezeptteil Angaben für die strenge Krebsdiät ebenso gemacht wie für eine Diät für diejenigen, die noch gesund sein mögen, aber viele der als krebsfördernd erkannten Schädlichkeiten ausschalten möchten. Daß Krebs nicht erblich ist, scheint festzustehen. Daß trotzdem häufig in der gleichen Familie Mitglieder an Krebs erkranken, dürfte zweifellos auf die familiären Lebens- und Ernährungsgewohnheiten zurückzuführen sein, sie sich oft von Generation zu Generation vererben. Dazu kommen die kleinen und größeren Verirrungen und Schädigungen, denen der mit der Zivilisation schicksalhaft Verbundene ausgesetzt ist und denen er sich nicht völlig entziehen kann. Sie erkennen zu lernen, ist eine weitere Aufgabe dieser Schrift. Man braucht nicht mit der Briefwaage zu essen. Man sollte aber gelegentlich, weil hier besonders leicht »gesündigt« werden kann, die Frühstückszutaten abwiegen.

Für Vegetarier sind jeweils Ausweichvorschläge angegeben, wenn die Speisezettel Fleisch enthalten. Zwar läßt sich rein kalorienmäßig ohne weiteres die gleiche Menge oder wenigstens annähernd gleiche Menge bestimmen, jedoch bleibt der fleischlose Vorschlag fast immer im Eiweißgehalt hinter demjenigen der gemischten Kost zurück, wenn man nicht große Mengen an Milch, Quark und Eiern sowie Nüssen vorschlagen will. Darum sind die Seefischgerichte auch für Vegetarier empfohlen worden, weil sie gerade die vegetarische, meist eiweißarme Kost nicht nur mit hochwertigem Eiweiß ohne nennenswerte gleichzeitige Fettzugabe bereichern, sondern auch besonders wertvoll durch ihren Gehalt an Spurenelementen sowie an Jod sind, was für die hier empfohlene Kost wichtig ist.

Der Rezeptteil ist im Sinne einer milden »Schonkost« aufgebaut, die aber gleichzeitig durch Ballaststoffe (z. B. in Vollkornerzeugnissen und Rohkost) ein Training, eine Übung der am Verdauungsvorgang beteiligten Organe und Drüsen bedeutet. Es handelt sich um das gleiche Prinzip von Übung und Schonung, wie es in der Heilgymnastik angewendet wird. »Wer rastet, rostet« gilt auch für den Ernährungsvorgang.

Läßt sich auch nicht in allen Fällen das gesamte hier aufgezeigte Programm durchführen, so wird doch bei ernsthaftem Wollen manche Verbesserung der Ernährung möglich sein. Den Weg zur Gesundheit muß man selbst gehen. Es ist gut, sich ein Wort aus chinesischer Weisheit vor Augen zu halten:

> »Wer in der Medizin die Diät verachtet,
> vergeudet das Geschick des Arztes.«

Schutzstoffe in der Krebsdiät

110. GIBT ES KREBSFEINDLICHE SCHUTZSTOFFE IN DER NAHRUNG?

Ziel einer krebsverhütenden Diät muß eine höchstmögliche Steigerung der Abwehrkraft gegen krankhafte Veränderungen der Körperzellen, des Blutes und der Gewebsflüssigkeit sein sowie eine Erhöhung der Widerstandsfähigkeit gegen eindringende Krankheitskeime. Je früher mit einer solchen an Schutzstoffen reichen Kost begonnen wird, um so größer ist die Aussicht auf Erfolg. Genau genommen muß eine derartige

Ernährung bereits im Mutterleibe beginnen und darf auch im Baby- und Kleinkindalter nicht außer Acht gelassen werden. Glücklicherweise besitzt der Körper eine große Regenerationsfähigkeit, so daß auch dann noch der Weg zur Gesundheit eingeschlagen werden kann, wenn man aus Unkenntnis oder Gleichgültigkeit schon sehr vieles versäumt hat.

111. WELCHE BEDEUTUNG HABEN DIE ESSENTIELLEN UNGESÄTTIGTEN FETTSÄUREN?

Sie haben eine ausschlaggebende Bedeutung in der Krebsvorbeugung. Diese früher als »Vitamin F« bezeichnete Stoffgruppe wird heute nicht mehr zu den Vitaminen gerechnet. Die Fettsäuren — die wichtigste ist die Linolsäure (auch die Linolensäure und die Arachidonsäure sind beteiligt) — können in unserem Körper nicht selbst erzeugt werden. Als Ausgangsstoff oder Baustein für vielerlei Körperstoffe sind sie aber unentbehrlich. Daher werden sie als »essentielle Fettsäuren« bezeichnet, d. h. lebensnotwendige, unentbehrliche Fettsäuren. Zu ihrer vollen Wirksamkeit benötigen sie in einem bestimmten Verhältnis Vitamin E, wie es in den in Frage 112 angeführten Pflanzenölen zu finden ist.

Maßstab für den Gehalt an ungesättigten Fettsäuren ist die »Jodzahl« (= J-Zahl). Je höher sie ist, um so größer ist der Gehalt des betreffenden Fettes an diesen Säuren.

112. WAS SIND DIE HAUPTQUELLEN FÜR ESSENTIELLE UNGESÄTTIGE FETTSÄUREN?

	Jodzahl
Nüsse, außerdem gute Eiweißspender und Träger von Vitamin B	ca. 170
Besonders leicht verdaulich sind die fein pürierten Nußmuse ohne jeden Zusatz wie *Nuxo-Nußnahrung* (Haselnuß).	
Kürbiskerne, schalenlose Spezialzucht (Fink), reich an Vitamin B und E. In der Steiermark, Kärnten und Jugoslawien wird das auch hier erhältliche dunkelbraungrüne aromatische Kürbiskernöl zu Speisezwecken gebraucht.	
Leinsamen (»Linusit«), Spezialzucht für Speisezwecke, mit den Vitaminen A, B_1, B_2, C, D und E und vielen Mineralsalzen und Spurenelementen	ca. 207
Gewöhnlicher *Leinsamen*	ca. 168—190

Pflanzliche Speiseöle: (vgl. Frage 39)

Sonnenblumen-Kaltpreßöl (Vitaquell), nicht chemisch nachbehandelt, reich an Vitamin E	ca. 120—130
Kürbiskernöl (Fink), reich an Vitamin E	ca. 120
Vitaminöl (Dr. Grandel), hydraulisch gepreßtes Maiskeimöl mit Weizenkeimöl, reich an Vitamin E	ca. 117—125
Leinöl	ca. 160—180

Pflanzliche Speise- und Kochfette:

Vitaquell-Vollwert-Fettnahrung, streichfähig, nicht gehärtet, frei von Kochsalz, Farbstoff und Konservierungsmitteln, mit Vitaminen A, E und D aus Weizenkeimölzusatz	ca. 65
Vitagen-Speisefett, nicht gehärtet, ohne Kochsalz, Farbstoff und Konservierungsmittel	ca. 87

Alle pflanzlichen Fette und Öle sind frei von Cholesterin. Von den tierischen Fetten hat die Butter den geringsten Cholesteringehalt. *Butter* enthält alle Vitamine, außer Vitamin C (Jodzahl ca. 25—47).

Wirkungen der ungesättigten Fettsäuren:
Sicherung der Zellatmung (Sauerstoffaustausch in den Zellen), Förderung des Zwischenstoffwechsels, vermehrte Bildung von Freßzellen (Phagozyten), die Gewebstrümmer, Fremdkörper, Mikroben aufnehmen und verdauen, dadurch erhöhter Infektionsschutz, Anreicherung von Fermenten (Enzymen), Beschleunigung der Fettverbrennung, Senkung des erhöhten Cholesteringehaltes im Blut (wichtig bei Arteriosklerose und Herzleiden), Sicherung der Cholinwirkung, Schutz gegen Strahlenschäden.

113. WELCHE WECHSELWIRKUNGEN BESTEHEN ZWISCHEN ESSENTIELLEN FETTSÄUREN UND VITAMINEN?

Die Ausnutzung von Karotin (Vorstufe von Vitamin A) und von Vitamin A im Darm wird erhöht. Zwischen Vitamin E und den ungesättigten Fettsäuren besteht ein biologisches Gleichgewicht: nur in Verbindung mit Vitamin E werden diese Fettsäuren voll wirksam, Vitamin E schützt sie vor Oxydation, d. h. vor Zersetzung und Ranzigwerden. Raffinierte Öle können zwar ungesättigte Fettsäuren enthalten, aber keine Vitamine, sind also nicht für die Krebsdiät geeignet.

114. WIE WERDEN LEBENSNOTWENDIGE FETTSÄUREN DURCH INDUSTRIELLE EINGRIFFE BLOCKIERT?

Vielfach werden hochwertige Pflanzenöle raffiniert und gehärtet. Durch das Raffinieren werden den natürlichen Fetten gewisse Begleitstoffe entzogen, die sich auf Geschmack und Haltbarkeit ungünstig auswirken. Oft werden die Öle überdies gebleicht. Diese Vorgänge zerstören die fettlöslichen Vitamine. Die sogenannten geruch- und geschmacklosen »feinen Speiseöle« sind nur noch Kalorienspender ohne lebendige Wirkstoffe. Auch die ungesättigten Fettsäuren werden durch das Raffinieren vermindert. Völlig zerstört werden sie beim sogenannten »Härten« der Öle: hier werden die ungesättigten Fettsäuren durch Anlagerung von Wasserstoff (Hydrierung) in gesättigte Fettsäuren überführt, die Öle werden fest, streichfähig, ihr Schmelzpunkt steigt. Dadurch wird gleichzeitig die Verdaulichkeit der Fette erschwert. Margarine und Plattenfette, die überwiegend oder ganz aus gehärteten Fetten bestehen, sind daher für die Krebsdiät ungeeignet.

115. WAS IST BEI DER VERWENDUNG VON FETT IN DER KÜCHE ZU BEACHTEN?

Ungesättigte Fettsäuren werden durch starkes Erhitzen (Braten, Schmoren, Rösten) geschädigt! Dabei bildet sich das krebserzeugende Acrolein, was am stechenden Fettgeruch erkennbar ist (vgl. Fragen 66).

Durch Luftsauerstoff und Lichteinwirkung zersetzen sich die ungesättigten Fettsäuren. Die in Frage 112 genannten Fette sollten daher in möglichst kleinen, lichtundurchlässigen, gut verschließbaren Behältern kühl aufbewahrt werden (vgl. Frage 71).

Wenn die Zersetzung zum Ranzigwerden geführt hat, sind die betreffenden Fette schädlich.

Margarine und wasserfreie Fett-Emulsionen wie Vitaquell und Vitagen-Speisefett, die aus ungehärteten Fetten und ohne chemische Konservierungsmittel hergestellt sind, eignen sich nicht als Dauerware. Für die Vorratshaltung ist also darauf zu achten, daß immer wieder frische Ware nachzuschieben ist.

Dagegen sind Nußmuse wie Hasel-Nuxo über ein Jahr lang haltbar, oft noch länger.

Die schonendste Zubereitung von Speisen mit hochwertigen Fetten und Ölen besteht darin, sie den Speisen, soweit sie erhitzt werden müssen, erst *nach dem Garvorgang* zuzusetzen.

Wird *Fett zugleich mit Flüssigkeit* zugesetzt wie beim Dünsten von

Gemüse, so können keine schädlichen Zersetzungsprodukte entstehen, weil die Flüssigkeit aus dem Gemüse und das zugesetzte Wasser die Temperatur nicht über 100° C ansteigen lassen.

Beim *Andünsten von Zwiebeln in Öl* muß man am Herd bleiben, um die Temperatur regeln zu können und um den sehr schnell verlaufenden Vorgang des Anröstens zu beobachten. In wenigen Sekunden kann eine Verbrennung eintreten, sobald die Flüssigkeit aus den Zwiebeln verdunstet ist.

Die sparsamste und gesündeste Form, Fett zum Kochen zu gebrauchen, ist die *Ölküche*.

Als *Streichfett* pflanzlicher Herkunft kommen Fettemulsionen wie Vitaquell und Vitagen-Speisefett in Frage. Beide müssen in der warmen Jahreszeit kühl gehalten werden, da sie bei 23° C flüssig werden.

116. SCHUTZWIRKUNG DER FERMENTE?

Fermente sind das Kennzeichen des Lebendigen, sie finden sich nur in belebter Materie. Erst durch das Vorhandensein der Fermente (auch als »Enzyme« bezeichnet) ist es möglich, daß der Organismus mit großer Geschwindigkeit die ihm zugeführten Nahrungsstoffe im Darmkanal abbaut und daraus körpereigene Substanz bereitet. Fast alle Fermente steuern Umkehrreaktionen, d. h. sie bauen, nachdem sie die Nahrung im Darm abgebaut haben diese nach der Darmpassage zu körpereigenen Substanzen wieder auf: Fermente, die zur Gruppe der Lipasen zählen, spalten Fett und wirken beim Wiederzusammenfügen von Glycerin und Fettsäuren ebenfalls wieder mit. Wieder andere Fermente zerlegen die Eiweißstoffe und wandeln sie in Körpereiweiß um. Ihre Zahl ist sehr groß. Sie werden vom Körper selbst erzeugt. Fermente werden aber auch mit ungekochter Nahrung zugeführt. Bei Erhitzung auf 42° werden sie bereits geschädigt, bei 56—60° völlig lahmgelegt. Deshalb ist nur die nicht mit Hitze behandelte Rohkost fermentreich. Sie sollte darum täglich einen Teil unserer Nahrung ausmachen.

Auch ein empfindlicher Magen, eine schon geschädigte Leber können Rohkost vertragen, entweder sehr fein gerieben oder aber in Form von frisch zubereiteten Preßsäften aus Gemüse und Früchten.

Der Zellulosereichtum der geriebenen Rohkost regt die Darmfunktion an. Wer sich auf Rohkostzulagen umstellt, sollte zunächst nur kleine Mengen roh verzehren, etwa 1—2 Eßlöffel vor dem Gekochten, um den Darm allmählich daran zu gewöhnen. Bei einer Diätumstellung muß der Körper erst bisher nicht benötigte Fermente bilden und bereitstellen; das dauert eine Zeit, eine Art Training mit komplizierten »Mechanismen«.

Fermentreich sind auch die verschiedenen Frisch- und Schimmelkäse wie Gervais Camembert, Brie, Mainzer Handkäse. Käse zum Abschluß einer Mahlzeit gilt nicht umsonst als Verdauungshelfer.

117. FÖRDERN MILCHSÄUREBAKTERIEN DIE ZELLATMUNG?

Die mit den verschiedenen Sauermilcharten, dem Quark und den Sauergemüsen zugeführten Stoffwechselkomplexe aus der Tätigkeit der Milchsäurebakterien regen im Darm die Bildung von Vitamin B_2 an, das ein Bestandteil des sogenannten »gelben Atmungsfermentes« ist und das daher den für die Krebsverhütung unentbehrlichen Sauerstoffaustausch (Zellatmung) in den Zellen sichert. Milchsäurebakterien werden dem Körper auch mit rohem Sauerkraut und mit Sauerkrautsaft zugeführt, ebenso mit den nach Sauerkrautart hergestellten »sauren Gurken« (nicht Essiggurken!). Auch andere Gemüsesorten lassen sich auf milchsaure Art einlegen.

Die ebenfalls durch die Stoffwechselprodukte der Milchsäure-Bakterien zustande kommende Pantothensäure — auch zur Gruppe der B-Vitamine zählend — wirkt zudem heilend auf die Zellen der kranken Schleimhäute der Verdauungsorgane. Darum sind die Sauermilcharten, der Quark, rohes Sauerkraut und Sauerkrautsaft in der Diät der Magen-Darmkrankheiten so wirkungsvoll. Die Milchsäure wirkt im Darm desinfizierend, sie vernichtet Fäulnisbakterien.

118. SICHERT DER MILCHZUCKER DIE EXISTENZ DER DARMBAKTERIEN?

Der in einer Menge von 4,7% in der Milch enthaltene Milchzucker — eine nur *schwach* süßende Zuckerart — hat die besondere Aufgabe, die Existenz der nützlichen Darmbakterien zu erhalten. Das ist nicht nur wichtig für die Sicherstellung der Vitamin-K-Wirkung (Vitamin K sichert die Blutgerinnung und dichtet die Kapillaren ab), sondern auch für die Verwertung der Zellulose. In hartnäckigen Fällen von Verstopfung erweist sich der tägliche Gebrauch von 1—3 Teelöffel Milchzucker (Edelweiß-Milchzucker) als hilfreich. Diese Wirkung kann noch verstärkt werden durch gleichzeitigen Verzehr von 2—3 Teelöffel Heil- und Speiseleinsaat Linusit, ganz besonders aber durch gleichzeitigen Verzehr von Sauermilch, Buttermilch, Bioghurt oder Joghurt, wegen der darin enthaltenen für die Krebsdiät wichtigen Orotsäure.

119. MILCHEIWEISS VOR FLEISCHEIWEISS?

Um die Nahrung eiweißvollwertig zu machen, ist Fleischgenuß nicht erforderlich. Das Milcheiweiß — in Milch, Quark und Käse — ist dem Fleischeiweiß insofern noch überlegen, als es keine Fäulnisvorgänge im Darm bewirkt, wie das bei Fleischgenuß unvermeidlich ist. Auch rein wirtschaftlich gesehen empfiehlt sich die Bevorzugung von Milcheiweiß: in 100 g Magerquark sind ca. 17 g Eiweiß enthalten, in 100 g magerem Fleisch zwischen 17 und 20 g. Jedoch kostet dieses mindestens das Fünffache.

120. ENTHÄLT DIE MAGERMILCH VOLLWERTIGES EIWEISS?

Der gesamte Eiweißgehalt der Vollmilch findet sich auch in entrahmter Trockenmilch. Mit entrahmter Trockenmilch, die praktisch kein Milchfett mehr enthält, kann daher für bestimmte Diätzwecke eine Eiweißanreicherung erfolgen, ohne daß cholesterinhaltiges Fett zugeführt wird. Für die Schlankheitskost ist also Trockenmagermilch zu empfehlen, für eine cholesterinfreie Kost mit Fett empfiehlt es sich, dieses in Form von pflanzlichen Fetten (Nüsse und Öle) dazuzugeben. In Trockenmagermilch (Fink Instant), einem granulierten Milchpulver, steht ein sofort lösliches Milchpulver der Hausfrau jederzeit zur Verfügung. Da sich das Pulver in Sekunden auflöst, kann die jeweils benötigte Menge immer frisch zubereitet werden, es gibt keine Reste. Man kann aber auch den Tagesbedarf im Kühlschrank angerichtet aufbewahren.

121. WIEVIEL EIWEISS ENTHÄLT DIE SOJABOHNE?

Zwar enthalten Gemüse und Getreide teilweise vollständiges Eiweiß, aber in so geringen Mengen, daß sie nicht zur Deckung des Bedarfs ausreichen. Eine Ausnahme bildet das Eiweiß der Sojabohne. Es zeichnet sich durch seine vollwertige Zusammensetzung aus und ist überdies reichlich vorhanden, bis zu 40%, während Milch nur 3,4%, Eier 13%, Quark 17%, Fleisch 17 bis 20% aufweisen. Das Vollsojamehl (Henselwerke) kann Fleischeiweiß und auch die Zugabe von Eiern weitgehend entbehrlich machen. Vollsojamehl enthält auch reichlich ungesättigte Fettsäuren und Vitamine (A, B_1, B_2) und hat einen ungewöhnlich hohen Gehalt an Cholin. In entfetteten Sojamehlen ist der Vitamin- und Cholingehalt geringer. Vollsojamehl verbessert die Backfähigkeit von Hefeteig und hält das Gebäck lange frisch. Da es kaum Kohlenhydrate enthält, eignet es sich vorzüglich für die kohlenhydratarme Krebsdiät und ebenso kann der Zuckerkranke davon viel mehr verzehren als von Getreidemehlen. Vollsojaflocken lassen sich leicht anwenden zum Überstreuen von Salaten, Getreidespeisen und Müsli.

122. WELCHE KÄSE SPENDEN SCHUTZSTOFFE FÜR DIE DARMFUNKTION?

Außer Milch und Quark liefern uns verschiedene Käsearten neben höchstwertigem Eiweiß reichlich gut verwertbaren Kalk für die Knochen- und Zahnbildung, vitaminreiches Fett und — als Besonderheit — die für die gesunde Darmfunktion wichtigen Milchsäurebakterien. Einige Käsesorten enthalten noch gewisse nützliche Schimmelbakterien.

»*Gervais Carré*«, ein Doppelrahm-Frischkäse, hergestellt mittels Reinzuchten aromabildender Mikroorganismen, enthält feinst verteilte Sahne und ist daher selbst empfindlichen Verdauungsorganen bekömmlich.

»*Gervais Carré ungesalzen*« eignet sich für die kochsalzarme Diät bei Herz-, Kreislauf- und Nierenleiden, sowie zur Herstellung von Süßspeisen.

1 Carré Gervais = 62,5 g = 8,9 g Eiweiß, 17,8 g Fett, 1,1 g Kohlenhydrate.

Gervais kann nur kurze Zeit im Kühlschrank oder im Keller gelagert werden.

»*Gervais Hüttenkäse*« (Cottage Cheese), Frischkäse in Form lockerer Flöckchen aus hochwertigem Milcheiweiß, arm an Fett und Kohlehydraten. Ein Becher = 225 g enthält nur 243 Kalorien = 0,4 Broteinheiten (BE), ferner die Vitamine A, D, E und K. Kühl aufbewahren!

Camembert ist ein Weichkäse, der unter Verwendung von Reinzuchten verschiedener Bakterien und Schimmelpilze (Blauschimmelkulturen) hergestellt wird. Bei der Reifung bildet sich ein feiner mehlartiger Schimmelbelag, der sich bei fortschreitender Reifung am Rande rötlich färbt. »Edelweiß-Camembert« beispielsweise wird in drei Fettstufen hergestellt:

»Rahm-Camembert«	50% Fett i.T.
»Vollfett-Camembert«	45% Fett i.T.
»Dreiviertelfett-Camembert«	30% Fett i.T.

Rahmbrie mit 50% Fett i.T. ist ein Weichkäse, der nach Camembertart hergestellt wird. Er wird gegenüber dem Camembertkäse in der Regel in schwach gereiftem Zustand verzehrt. Camembert und Brie sollen im Kühlschrank (Käsefach) oder im Keller gelagert werden.

»*Gorgonzola*«, ein halbfester Schnittkäse mit weißlichgelber, bisweilen rötlicher, rissefreier Rinde, dessen weißlichgelbes Inneres von unregelmäßigen, bläulichgrünen Schimmeladern durchzogen ist, die von grünem Kulturschimmel herrühren, wirkt durch diese Schimmelpilze fördernd auf die Darmbakterienflora. Sein Fettgehalt beträgt 45%, also ein Vollfettkäse. Der Geschmack ist pikant, rassig. Er wurde ursprünglich in Italien hergestellt, in einem Dorf Gorgonzola bei Mailand.

»*Roquefortkäse*«, ein aus Schafsmilch hergestellter Käse, dessen gelblichweißes Inneres von bröckeliger Beschaffenheit ist und der wie der Gorgonzola mit grünblauen Adern von grünem Kulturschimmel so durchzogen ist, daß er ein marmoriertes Aussehen hat. In der deutschen Bundesrepublik wird er aus Kuhmilch hergestellt und als »Edelpilzkäse« verkauft. Fettgehalt 45% i.T. (vgl. Frage 68).

Sauermilchkäse, gereifte *Magerkäse* wie »Harzerkäse«, »Handkäse«, »Mainzerkäse«, die durch Reifung aus Sauermilchquark entstehen, enthalten ebenfalls nützliche Schimmelkulturen (Rotschmiere, Blauschimmel). Fettgehalt weniger als 10% i.T.

Die vorstehend aufgeführten Käse zählen alle zu den sogenannten »Naturkäsen«. Außer ihrem Gehalt an Milchsäurebakterien und Schimmelkulturen, die samt und sonders der Gesunderhaltung des Darmes dienen, produzieren sie viele Fermente. Ihre Haltbarkeit ist beschränkt, da sie wie alle fermentreichen Lebensmittel lebendig sind.

»*Schmelzkäse*« und die sogenannten »*Käsezubereitungen*« sind im Gegensatz dazu keine Naturkäse, sondern Käsekonserven. Sie enthalten zwar Eiweiß, Kalk und andere Mineralstoffe, aber keine Fermente und Schimmelpilze. Es handelt sich um Käsezubereitungen, die im Vakuum auf 80—100°C während 10—20 Minuten erhitzt worden sind, was wohl die Haltbarkeit erhöht, aber die biologische Wirksamkeit herabsetzt.

123. WELCHE ROLLE ALS DIÄTFAKTOR SPIELT DAS EI?

Die volle Ausnützung der im Hühnerei enthaltenen Nährwerte und Vitalstoffe setzt eine sachkundige Zubereitung voraus.

Rohes Eigelb enthält alle fettlöslichen Vitamine (A, E, D), außerdem die wasserlöslichen Vitamine (B_1, B_2, B_6), um nur die wichtigsten zu nennen, darunter auch das hautwirksame Biotin. Dieses Vitamin ist im Eigelb voll wirksam im Gegensatz zu dem im Eiweiß enthaltenen Biotin. Das im Eigelb vorkommende Lezithin, das auch vitaminähnlich wirkt, hebt zu einem Teil die unerwünschte Wirkung des Cholesterins im Eigelb auf.

Richtig: Eigelb roh, verquirlt für Cocktails auf Grundlage von Fruchtsäften, Tee, Rotwein, zum Binden von weißen Soßen, Schleimabkochungen (Hafer, Reis, Weizen, Leinsamen), von Suppen und Gemüsebrühe, von fettarmen Getreidebreien (beispielsweise aus Hafer, Weizen, Reis).

Falsch: Verwendung des ganzen rohen Eies. Es enthält einen im Eiweiß vorkommenden Stoff, das Avidin, das die Wirksamkeit des sowohl im Eiklar wie im Eigelb vorhandenen Biotins aufhebt. Bei häufigem Genuß von rohem Vollei oder von rohem Eiklar können Hautkrankheiten und andere Störungen ausgelöst werden.

Richtig: Ganzes Ei gekocht, Eiweiß erhitzt: durch Kochen wird das Avidin zerstört und das Biotin kommt zur Entfaltung. Es genügt, das *Ei weich* zu kochen, so daß also nur das Weiße leicht geronnen ist, so ist es auch am bekömmlichsten.

Richtig: Vollei und Eischnee in Aufläufen, *Hartei, lockeres Rührei* (vgl. Rezepte Nr. 141 ff.).

124. NUSSNAHRUNG ALS PFLANZLICHES EIWEISS?

Zu den eiweißreichen Nahrungsmitteln zählen auch Nüsse und Mandeln. Ihr Eiweiß ist dem tierischen Eiweiß ebenbürtig. Der Fettgehalt beträgt teilweise bis zu 60%, davon besteht ein gewisser Prozentsatz aus essentiellen, mehrfach ungesättigten Fettsäuren. In Haselnüssen finden sich neben 17,4% Eiweiß rund 62% Fett, davon 5% essentielle Fettsäuren und 0,6% Lezithin. Diese Werte sind errechnet aufgrund von Nuxo-Nußnahrung (Hasel-Nuxo), sehr fein pürierten Haselnüssen ohne jeglichen Zusatz. Diese Nußpürees sind nahezu unbegrenzt haltbar im Gegensatz zu der Aufbewahrung ganzer Nüsse. In Püreeform sind sie auch leichter verdaulich, insbesondere wenn Kauschwierigkeiten bestehen. Hervorzuheben ist der hohe Eisengehalt der Haselnüsse für eine blutbildende Wirkung und der Magnesiumreichtum der verschiedenen Nußarten.

Die genannten Vorzüge sind allerdings nur dann voll wirksam, wenn man über ungeschwefelte Nüsse verfügt, mit Sicherheit wohl nur, wenn man einen eigenen Nußbaum hat. Mandeln werden in der ganzen Welt chemisch haltbar gemacht, sie enthalten dadurch das giftige Methylbromat. Mandeln können daher in der Krebsdiät keine Verwendung finden.

125. WARUM KEIN SCHWEINEFLEISCH?

Prof. Dr. med. Eichholtz (Universität Heidelberg), einer der großen Vorkämpfer für naturreine Nahrungsmittel, berichtet von Statistiken aus 29 Ländern, die übereinstimmend einen Zusammenhang der Krebssterblichkeit mit überhöhtem Genuß von Schweinefleisch, Speck und Schinken nachweisen. Bei Untersuchungen in der Bundesrepublik Deutschland wurden im Schweinefleisch ungewöhnlich große Mengen von DDT gefunden. DDT wird zwar in der Leber zurückgehalten, doch findet kein Abbau statt, so daß sich dieser Stoff, der nicht nur für die Insekten ein schweres Gift ist, im Körper allmählich ansammelt.

Auch vor dem Genuß von Wildschweinefleisch muß gewarnt werden: Nach einer Mitteilung des Niedersächsichen Ministers für Ernährung, Landwirtschaft und Forsten ist der Trichinenbefall bei Wildschweinen unverhältnismäßig viel größer als bei Hausschweinen; der Verzehr trichinösen Fleisches führt in der Regel zu schweren Erkrankungen (Ernährungs-Umschau 1/69).

Das strenge Verbot des Schweinefleischgenusses in den religiösen Vorschriften südlicher Völker (Israel, Algerien, Türkei) ist in diesem Zusammenhang betrachtet eine begrüßenswerte gesundheitliche Vorschrift.

126. WELCHE GEWÜRZE* LASSEN SICH DIÄTGERECHT EINSETZEN?

In kleinen Mengen angewandt, vermögen die Gewürze die Verrichtungen des Organismus wohltätig anzufachen: sie wecken den Appetit und den Hunger, daher ihre Bezeichnung als »Stomachica« (Magenmittel) in der Arzneimittellehre. Doch nicht nur der Magen wird in seiner Funktion angeregt, sondern auch die Tätigkeit des Darmes, der Galle und der Leber und nicht zuletzt der Nieren.

Darüber hinaus entfalten einige Küchenkräuter, Gewürzpflanzen und Gemüse eine antibakterielle, teilweise sogar virushemmende Wirkung (Viren = kleinste Krankheitserreger) durch Gehalt an ätherischen Ölen, z. B. die Laucharten, die Retticharten, Meerrettich, Kresse, Möhren und der Kohl. Die neuzeitliche Pflanzenheilkunde bestätigt uns solche in der Volksheilkunde schon in alten Zeiten bekannten Schutzwirkungen vieler Pflanzen.

---

* Ausführlicher ist die Wirkung der Gewürze beschrieben in »Die Gewürze — Ihre Wirkungen auf den gesunden und kranken Menschen«, Prof. Dr. Hans Glatzel, Nicolaische Verlagsbuchhandlung Herford, 1968.

Vielfältig ist die Wirkung der Gewürze auf die Durchblutung, die Herztätigkeit, den Blutdruck. Nachstehend eine Übersicht über die gebräuchlichsten Gewürze und ihren Einfluß auf die Verdauung.

Die Schwierigkeiten des Krebskranken beginnen oft schon mit der mangelhaften Speichelbildung, die das Schlucken erschwert; mangelhafte Magensaftbildung löscht das Verlangen nach Speise aus, verjagt den Appetit, träge Gallenproduktion ruft Völlegefühl und Darmträgheit hervor.

STEIGERUNG DER SPEICHELMENGE

Essig (Gärungsessig)
Paprika (Edelsüßpaprika)
Senf
Zitrone

STEIGERUNG DER MAGENSAFTBILDUNG

Curry (Mischgewürz aus 8—10 Gewürzen, Grundlage Kurkuma (Gelbwurzel)
Essig
Ingwer
Paprika (Edelsüßpaprika)
Senf
Zitrone

STEIGERUNG DER GALLENPRODUKTION

Anis
Kümmel
Kurkuma
Pfefferminze
Rettich

ANREGUNG DER GALLENBLASENMOTORIK

Rettich
Senf

STEIGERUNG DER DARMMOTORIK

Senf
Zwiebel

NIEREN (STEIGERUNG DER HARNMENGE)

Liebstöckel
Majoran
Petersilie
Sellerie
Wacholderbeeren zerkleinert in Sauerkraut-Salat

APPETITANREGUNG DURCH BITTERSTOFFE

Bitterstoffträger unter den Gewürzpflanzen können den Appetit locken.

Für sich allein wirkt Bitteres unangenehm, als parfümartiger Hauch dagegen unterstreicht es andere Geschmacksrichtungen wohltuend. Dieser) »Duft«, in der amerikanischen Ausdrucksweise als »Flavor« bezeichnet, findet sich in vielen Gewürz- und Salatpflanzen;

Bitterstoffe in Gewürzen

Chicoree	Lorbeerblatt
Dillkraut	Salbei
Hopfen	Bitter-Orange (Pomeranze)
Kerbelkraut	Wermut

127. WAS SIND DIE WICHTIGSTEN ABWEHRSTÄRKENDEN WÜRZPFLANZEN?

Gewürz	*Inhaltsstoffe*	*Wirkungen*
Hopfen	Bitterstoffe, pflanzliche Hormone. Dient als unersetzliche Bierwürze.	Beruhigend, magenstärkend, krampfstillend, stuhlfördernd.
Knoblauch	Antibiotische und hormonartige Wirkstoffe.	Hemmt nach wissenschaftlichen Untersuchungen das Wachstum gut- und bösartiger Tumoren, erleichtert die Fettverdauung, hemmt Gärungsvorgänge im Darm, verbessert durch Fermentwirkung die Sauerstoffaufnahme im Darm.
Kresse (Brunnenkresse, Gartenkresse)	Hoher Vitamin-A-Gehalt, Senföl.	Darmreinigend, harntreibend. Bei Neigung zu Nierenreizungen und in der Schwangerschaft zu meiden. Virostatisch lt. Prof. Dr. Winter.

Gewürz	*Inhaltsstoffe*	*Wirkungen*
Lauch	Reich an Eisen, Magnesium, Kieselsäure, Schwefel und Salpeter.	Entzündungshemmend für Luftwege und Darm, stuhlfördernd, harntreibend. Wertvoll bei Herz- und Nierenleiden.
Löwenzahn	Bitterstoff Taraxin	Galle- und harntreibend, gegen Hämorrhoiden, schon in alter Zeit gegen Krebsbildung empfohlen.
Meerrettich	Reich an antibiotischem Wirkstoff und an Vitamin C (nur roh!). Konserviert übt er keine Schutzwirkung aus.	In kleinen Mengen roh als Würze, besonders in der kochsalzarmen Kost, entzündungshemmend.
Petersilie (Blätter und Wurzel)	Hoher Vitamin-C-Gehalt der Blätter, ungewöhnlich reich an hormonartigen Wirkstoffen, ätherisches Öl (Apiol), hauptsächlich in der Wurzel!	Anregung der Geschlechtsdrüsen, harntreibend. Bei frischen Nierenentzündungen wegen des Apiolgehaltes verboten, bei chronischen Nierenleiden begrenzt erlaubt. Petersilie wegen anhaftender Erdbakterien gut waschen, am besten in Essigwasser.
Rettich (Weißer, roter, schwarzer, Radieschen)	Antibiotische Stoffe, Senföl. Der schwarze Winterrettich ist am wirksamsten.	Vorbeugend gegen Gallensteine, der Preßsaft bei Entzündungen der Gallenwege (nicht während einer Kolik), hilfreich bei Nieren- und Blasenleiden. Saft mit Linusitschleim mischen!

Gewürz	*Inhaltsstoffe*	*Wirkungen*
Schnittlauch	Antibiotische Wirkstoffe	Appetitanregend, Steigerung der Absonderung von Verdauungssäften, gegen Fremdlebewesen im Darm (Erreger und Würmer). Gut waschen wegen anhaftender Erdbakterien.
Sellerieknolle	Reich an pflanzlichen Hormonen und an vielfältigen Zuckerstoffen (5er-Zucker = Pentosen, also nicht an verbotenen Saccharose-Glucose-Zuckern, wie Küchenzucker). Reich an Fermentträgern des Würzaromas »Apiin«, eines ätherischen Öles.	Harntreibend. Bei frischen Nierenerkrankungen zu meiden, bei chronischen Nierenleiden begrenzt erlaubt. Roh oder nach französischer Art halbroh als Salat.
Senf (Die Samen, das Senfmehl, milder Speisesenf)	Antibiotische Stoffe, Senföl	Erleichtert die Verdauung fetter Speisen, die Körner wirken darmanregend. Das recht häufige allgemeine Verbot senfölhaltiger »scharfer« Gewürze für die Diät — so Prof. Dr. Glatzel — ist nur in solchen Fällen begründet, wo nach dem Genuß derartiger Gewürze Brennen und Schmerzen beim Wasserlassen eintreten.
Zwiebel (Fortsetzung)	Bakterienfeindliche Stoffe, ferner Schwefel, Kieselsäure, Jod und Eisen; der	Roh noch in einer Verdünnung von 1 : 16000 Hemmung schädlicher

Gewürz	*Inhaltsstoffe*	*Wirkungen*
	tränenreizende Stoff rührt von einem schwefelhaltigen Öl her.	Darmbakterien, ähnlich der Garten- und Kapuzinerkresse, sowie entzündungserregender Bakterien, harntreibend, Grippeschutz. Gehackte Zwiebeln sofort in Soße einlegen oder mit Säure (Zitrone, Essig) übergießen, da sich sonst leicht Bakterien entwickeln.
Tomate	Reich an Vitaminen, Mineralstoffen, Spurenelementen, in kleinen Tomaten mehr Vitamine als in großen!	Blutbildend, fördernd auf Absonderung des Magen- und Bauchspeicheldrüsensaftes, darmfunktionanregend, in Spanien zusammen mit Knoblauch gegen Hämorrhoiden verordnet.

Besonders im Winter und frühen Frühjahr sind Tomaten nicht ohne Bedenken verwendbar, da sie meist mit Konservierungs- bzw. Frischhaltemitteln besprüht oder bestäubt sind, die sich häufig nicht mehr abwaschen lassen. Die Tomaten weisen oft sogar einen Fremdgeschmack auf, sind manchmal nur außen rot, innen aber grün und völlig wertlos. Gutes Tomatenmark ohne Brauntönung (z. B. Oro di Parma in Tuben) ist in solchen Fällen vorzuziehen. Auch vollreife Tomaten sollten während der Kur nur gedämpft oder in wenig Öl gedünstet ohne Schale genossen werden. Im Tierversuch wirkten rohe Tomaten kanzerogen:

Prof. Dr. van Dorp, Poole (England), berichtet über Versuche an Ratten. Durch Füttern mit rohem Tomatensaft konnten Sarkome (bösartige Geschwülste) und Hyperkeratose (Verhornung) der Magenschleimhaut erzeugt werden. Persönlich hat er als Ernährungsspezialist in der Klinik von den Haag viele Tomatenzüchter mit präkanzerosen Erscheinungen kennengelernt. Über ähnlich verlaufene Tiereperimente berichtet Prof. Dr. Werner Schuphan von der Bundesanstalt für Qualitätsforschung pflanzlicher Erzeugnisse in Geisenheim/Rhg.

128. WAS BIETET DER GEMÜSEGARTEN?

Wenn auch nicht alle Gemüsearten einen ausgesprochenen Krebsschutz ausüben, so sind sie doch samt und sonders ein großer Gesundheitsschutz, Organismusauffrischer und Betriebsregler. Um auch denjenigen, deren Gesundheit bereits etwas gefährdet ist, brauchbare Hinweise für die Anwendung der verschiedenen Gemüse zu geben, ist jeweils die diätetische Wirksamkeit stichwortartig angeführt. Die volle Wirksamkeit ist nur von gesund gewachsenem Gemüse zu erhoffen, das frei ist von Rückständen chemischer Pflanzenschutzmittel (vgl. Frage 103).

Wertvoll sind die Gemüse nicht allein durch ihren Gehalt an Vitaminen, Mineralsalzen und Spurenelementen, manche enthalten auch andere Wirkstoffe wie das Acethylcholin, das noch tausendmal wirksamer ist als das Cholin, ein Bestandteil des Lezithins. Acethylcholin fördert die Darmbewegungen, setzt den Blutdruck herab, weil es gefäßerweiternd wirkt. Es regt die Eßlust an. Acethylcholin ist nachgewiesen in Sauerkraut, Salzgurken, Kartoffeln, Mohrrüben und Steckrüben. Beim Kochen wird es zerstört.

Artischocke

Durch Gehalt an Inulin, einem Kohlenhydrat, das den Blutzuckerspiegel nicht erhöht (nicht zu verwechseln mit Insulin), auch den Zuckerkranken bekömmlich. Roh nicht genießbar, verzehrt werden die stachelartigen Blätter und der zarte Blütenboden.

Wirksam bei Leberleiden, durch Gerbsäuregehalt durchfallhemmend. Nach dem Kochen nicht aufbewahren, da leicht zersetzbar.

Aubergine (Eierfrucht)

Zartes, gurkenartiges Gemüse, darf nicht roh gegessen werden.

Leicht verdaulich, zur Leberdiät, Magen-Darmschonkost, Herzdiät, bei Nierenleiden, für Zuckerkranke.

Gemüsebohne (Grüne Bohne)

Wir kennen die grüne Busch- und Stangenbohne und die gelbe Wachs- oder Butterbohne. Es sind unreife Hülsenfrüchte. Für den Rohgenuß verboten, weil manche Sorten (z. B. die ausländische Mondbohne) Gifte und Hemmstoffe enthalten, die aber durch normales Kochen ganz unwirksam werden, während die wertbestimmenden Stoffe dadurch nicht geschädigt, ja aufgeschlossen werden. Wenig Wasser verwenden, mit verwerten.

Auch grüne Bohnen sind roh giftig wegen des Alkaloids Phasin, das Blausäure enthält. Beim Kochen wird es nach 4 Minuten zerstört. Wegen ihrer stark entwässernden Wirkung empfohlen für die Diät bei Fettleibigkeit, Herz-, Kreislauf- und Nierendiät, bei mangelhafter Harnausscheidung der Diabetiker, besonders wirksam in Form der Bohnensuppe, am besten ohne Kochsalz, gewürzt mit Bohnenkraut. Kartoffelwürfel mitkochen. Bohnengerichte sollen auch im Kühlschrank nicht lange aufbewahrt werden, da sie sich leicht zersetzen.

Gemüsefenchel (*Römischer Fenchel*)

Weißgrüne Knollen, aus zwiebelartig gedrängten dicken Blattscheiden an markartigem Stiel, der viel grünes feines Kraut trägt. Anisartiger Geschmack. Roh als Salat, ferner gekocht, gedünstet, überbacken. In Italien auch wie Obst als Nachspeise verwendet.

Verhütet Blähungsbeschwerden, eignet sich zum Mischen mit Tomaten. Für alle Schonkostformen geeignet.

Gurke

Sie besitzt harnlösende Eigenschaften, wirkt wasserausschwemmend, stuhlfördernd. Roh und gekocht verwertbar, als Essig- und als Salzgurke.

Gegen chronische Verstopfung, für Zuckerkranke, zur Schlankheitskost, Herzdiät, bei Nierenleiden (hier nicht als Salzgurke!), Vorsicht bei Leber- und Magenleiden. Gut Kauen!

Im Winter sind Gurken, besonders holländische, fast wertlos, weil mit Pestiziden verseucht. Keine ungeschälten Gurken essen!

Kartoffel

Gute Quelle für die Vitamine B_1 und C, enthält hochwertiges Eiweiß, reichlich Kohlenhydrate, Mineralstoffe, besonders Kalium, das harntreibend wirkt, Acethylcholin. Nur der Preßsaft eignet sich zum Rohgenuß. Am wertvollsten als Schalkartoffel. Bratkartoffeln und Pommes frites sind diätungeeignet.

Empfehlenswert bei Herz-, Nieren- und Blasenleiden, als Kartoffelbrei in der Magen-Darm- und Leber- Schonkost. Der frische Preßsaft vor den Mahlzeiten hilft gegen Sodbrennen, darf aber nicht dauernd gebraucht werden, besser abwechseln mit Karottensaft!

Bei Magen-Ulkus (Magengeschwür) wirkt der frische Preßsaft günstig (je 1 Likörglas vor den Hauptmahlzeiten, nicht mehr!), sollte jedoch nur bei gesicherter Diagnose gebraucht werden, weil bei Carcinom ohne Wirkung, letzteres könnte zu spät zur Operation kommen.

Vergrünte, unreife, schlecht gelagerte (z. B. in Plastikbeutel dem Tageslicht ausgesetzte Kartoffeln) haben einen erhöhten Solaningehalt, ebenso keimende Kartoffeln. Im Zweifelsfalle besser Kartoffel-Flocken-Püree »Pfanni«, ohne Kochsalzzusatz, verwenden. Das Vitamin C ist hier gut erhalten.

Kohlarten

Mineralsalz- und Vitaminspender, die vor allem eingesäuert besonders wertvoll sind (Sauerkraut, eingesäuertes Rotkraut).

Darmöffnend, bei Neigung zu Blähsucht mit Fermentdiät bestreuen. Roh und eingesäuert wirken sie nicht blähend. Den Zuckerkranken empfohlen, da sie den Blutzuckerspiegel nicht erhöhen.

Blumenkohl, zarte Kohlart reich an Vitamin C.

Für die Magenschonkost und Leber- Gallendiät, Herz- und Kreislaufdiät, bei Diabetes.

Grünkohl (Braunkohl), Spitzenträger für Karotin (Vorstufe von Vitamin A). Günstig für die Blutbildung. Eingesäuert besonders bekömmlich und wohlschmeckend!

Rosenkohl wird nach dem ersten Frost geerntet. Sehr hoher Vitamin-C-Gehalt, bleibt beim Kochen weitgehend erhalten!

Bei Neigung zu Blähsucht mit Dr. Grandels Fermentdiät bestreuen.

Rotkohl roh als Salat und gedünstet als Gemüse, ferner als Saft. Enthält Anthocyane, delikat milchsauer vergoren.

Der frische Preßsaft hilft gegen Spulwürmer bei Kindern, täglich 20—30 g (1 Likörglas voll).

Weißkohl, gute Vitamin-C-Quelle, wird zu Sauerkraut verarbeitet. Weißkohl hat als Kreuzblütler virostatische Eigenschaften wie die Kreuzblütler unter den Würzpflanzen (Senf, Rettich usw.).

Der Preßsaft ist in Amerika beliebt bei Magenleiden, vor allem beim Magen- und Zwölffingerdarmgeschwür, beseitigt Sodbrennen aber nicht Krebs (vgl. Kartoffel).

Wirsingkohl, bester Kalkspender unter den Gemüsearten. Gegen Blähung mit Dr. Grandels Fermentdiät bestreuen.

Möhre

Möhren und Karotten sind besonders reich an Karotin (Vorstufe von Vitamin A). Sie enthalten ferner Acethylcholin und ätherisches Öl mit antibakterieller Wirkung. Dieses Öl, das bis ins Innere der Möhre verteilt ist, nimmt DDT-haltige Pflanzenschutzmittel, mit denen die Möhre gegen die Möhrenfliege besprüht wird, auf, so daß diese giftigen Rückstände nicht entfernt werden können. Darum dürfen nur Möhren verwendet werden, die garantiert nicht mit solchen Pflanzenschutzmitteln behandelt worden sind. Vorsicht bei Importmöhren, da die Vorschriften im Ausland nicht so streng sind wie bei uns. Dann lieber Babykost-Möhrenbrei verwenden.

Roh, fein gerieben und als Saft, in der Säuglings- und Kinderkost, als gekochte Karottensuppe bei Durchfallstörungen der Säuglinge, roh auch gegen Würmer, der frische Preßsaft hilft gegen Sodbrennen. Empfohlen für die Magen-Darm- und Leber-Galle-Schonkost und für die Nierendiät, sowie Herz- und Kreislaufdiät.

Wo keine biologisch einwandfreien Wurzeln zu haben sind, fertigen Möhrensaft verwenden.

Paprikaschote (Gemüsepaprika)

Sie enthält 4—6 mal mehr Vitamin C als die Zitrone, ferner Karotin und in erheblicher Menge das Vitamin P (Permeabilitäts- oder Paprika-Vitamin). Es festigt die Wandungen geschädigter Blutgefäße (Kapillaren) und normalisiert die krankhafte Durchlässigkeit (Permeabilität) selbst der feinsten Arterien. Amerikanische Forschungen rechtfertigen die Vermutung, *daß das Vitamin P nachhaltig gegen Strahlungsschäden* (Röntgen- und Radiumstrahlen einschließlich den durch Atomkernenergie hervorgerufenen) schützt.

Diese Schutzwirkung erstreckt sich nur auf die reine Kapillarwandschädigung, nicht aber auf etwa erfolgte Überdosierung von Röntgenstrahlen. (Stepp-Kühnau-Schröder, »Die Vitamine u. ihre klin. Anwendung«).

Der scharfe Geschmack rührt von dem Alkaloid Capsaicin her, das nierenreizend wirkt. Es gibt grüne, gelbe und rote Schoten, am mildesten ist der rote Tomaten-Paprika, der fast kein Capsaicin enthält. Beim Einkauf darauf achten, daß die Früchte nicht runzelig sind, sondern prall. Sie können roh, gekocht, in Essig eingelegt und eingesäuert genossen werden. In Paprika-Salat, eingelegt in Essig, bleibt das Vitamin P erhalten.

Bei Blasen- und Nierenreizung ist Paprika zu meiden. Roh und gekocht wirkt sie appetitanregend, in der Herz- und Kreislaufdiät, Diabetes-Diät, Schlankheitskost, in kleinen Mengen auch in der Leberschonkost (gut zerkleinert!). Bei Frauen, die an Paprikagenuß nicht gewöhnt sind, kann die Regel verfrüht eintreten.

Pilze

Eßbare Speisepilze sind verhältnismäßig eiweißreich, enthalten Vitamin B_1 und Mineralsalze. Das in Gemüsen seltene Vitamin D findet sich in Champignon, Pfifferling und Steinpilz in etwa der gleichen Menge wie im Hühnerei. Die Zellwände der Pilze bestehen aus Chitin, das den Körpersäften widersteht. Zur Erhöhung der Verdaulichkeit müssen Pilze bei der Zubereitung gut zerkleinert werden.

Ihrer Duft- und Aromastoffe wegen sind sie beliebt für die kochsalzarme Diät der Herz-, Kreislauf-, Nieren-, Rheuma- und Zuckerkranken, wegen der Kalorienarmut für Fettleibige, wegen der darmanregenden Wirkung bei Verstopfung. In größeren Mengen sind sie ungeeignet bei entzündlichen Magen- Darm- und Leber-Gallestörungen, jedoch als kleine Würzzutat unbedenklich, am besten dann als Pilzpulver.

Rhabarber

Seine großen Blätter sind so stark oxalsäurehaltig, daß ihr Verzehr Vergiftungserscheinungen hervorrufen würde. Gebraucht werden die roten oder grünen fleischigen Stengel, aber nicht roh, sondern gekocht und mit Fruchtzucker wie Kompott gesüßt.

Am besten wird Rhabarber mit einer geschälten, roh geriebenen Kartoffel zum Kochen angesetzt, um die Säure zu binden.

Falsch ist es, die Säure mit Natron binden zu wollen, das bewirkt das Gegenteil.

Rhabarber regt die Darmtätigkeit an.

Rote Rübe (Rote Bete)

Kohlenhydratreich, cholinhaltig, Vitamine A, B_1, B_6 und Nikotinsäure. Im Reformhaus ist sie in Form von Rote Betesaft naturell und milchsauer vergoren, auch als Pulver erhältlich.

Der ungarische Arzt Ferenczi berichtet über den günstigen Einfluß des Rote-Rüben-Saftes bei Geschwulstkrankheiten. Zur Krebsvorbeugung täglich ½ l Rote-Bete-Saft. Gut auch gegen Grippe (antikatarrhalische Wirksamkeit) und für die Blutbildung. Für Diabetiker muß der Rote-Bete-Saft berechnet werden (100 ccm = ½ BE).

Sauerkraut

Es entsteht durch milchsaure Gärung von Weißkohl. Kochsalzzusatz soll 1,5% nicht übersteigen, liegt aber oft bei 3—4%. Es ist eine gute Quelle für Vitamin C, wenn es roh verzehrt wird (auch aus Dosen), und enthält außer Milchsäure das gefäßerweiternde, darmanregende Acethylcholin, das beim Kochen zerstört wird. Sauerkrautsaft aus frisch vergorenem Weißkohl kann auch statt Zitrone an die Salatsoße genommen werden.

Roh vor dem Frühstück gegen chronische Verstopfung, bläht roh nie, auch in der Magen-Darm- und Leber-Galleschonkost bekömmlich, wertvoll für Zuckerkranke, krebsfeindlich durch die Milchsäure. Das Kraut darf nicht gewaschen werden, weil dadurch Vitamine, Mineralstoffe und die durch die Gärung gebildeten biologischen Stoffe verloren gehen. Mit wenig Wasser nur kurz kochen!

Schwarzwurzel

Enthält einen milchigen Saft, schmeckt leicht süß durch Gehalt an Inulin, einer Vorstufe des Fruchtzuckers.

Als püriertes Gemüse ist sie auch für die Magenschonkost und für Kleinkinder nach der Säuglingsperiode geeignet, bei Neigung zu Blähungsbeschwerden Dr. Grandels Fermentdiät darüber streuen, erlaubt für Diabetiker. Wegen des Wohlgeschmacks empfiehlt sie sich für die salzarme Kost.

Spargel

Er enthält Vitamin C, ferner Asparagin, Vanillin und ätherisches Öl, Stoffe, die der Anregung der Nieren dienen. Grünspargel mit grünen und violetten Köpfchen ist würziger im Geschmack und vitaminreicher, obschon er bei uns nur des Aussehens wegen als geringere Qualität angeboten wird. Die Köpfchen sind säureüberschüssig.

Spargel wirkt stark wasserausscheidend, günstig für die Schlankheitskost, die Herz- und Nierendiät, die Leber-Gallen und Magen-Darmschonkost. Dosenspargel enthält noch 15 mg% Vitamin C, Frischspargel dagegen ca. 35 mg%. Mit reichlich Fett angerichtet (Mayonnaise) auch in der Aufbaudiät verwendbar.

Spinat

Er ist reich an Karotin (Vorstufe von Vitamin A), sowie an Vitamin B und C. Hoher Gehalt an den für die Blutbildung nötigen metallischen und metalloiden Elementen wie Arsen (0,009 mg in 100 g), Kupfer, Jod und Eisen, sowie an Chlorophyll, das dem Blutfarbstoff nahe verwandt ist. Sekretin im Spinat fördert die Magensaftausscheidung und die Tätigkeit der Bauchspeicheldrüse.

Spinatähnlich wirken der Neuseeländische Buschspinat (im Gegensatz zum echten Spinat oxalsäurefrei) und die jungen Blätter der Brennessel.

Qualitätskonserven und Tiefkühlspinat können in der Jahreszeit, während der frischer Spinat nicht zu haben ist, auch für die Diät gebraucht werden. Das küchenübliche Auspressen des gedünsteten Spinats bedingt große Verluste: bis zu 50% an organischen Stoffen, bis zu 37% an Mineralsalzen.

Vorsicht! Irgendwelche Reste, die bei der Zubereitung oder nach dem Essen entstanden sind, dürfen nie aufbewahrt werden, auch nicht im Kühlschrank. Spinat speichert in hohem Maße Nitritsalze (= Salze der Salpetersäure). Diese sind im natürlichen wie im künstlichen Dünger enthalten. Beim Aufbewahren von gekochtem Spinat — und sei es nur ganz kurze Zeit — entsteht durch Hinzutreten von Bakterien das giftige Nitrit (NO_2). Die Bakterien haben als Dauerformen (Sporen) das erste Kochen überstanden — beim Stehen, auch kühl, kommen sie aber zur Entwicklung, dazu braucht es oft nur Stunden! Nitrit schädigt die roten Blutkörperchen, ist also für den Krebskranken sehr nachteilig.

Auch in der Säuglingspflege ist mit der Verwendung von Spinat größte Vorsicht nötig. Die Spezial-Kindernahrung in kleinen Gläsern (Babyfood) führender Firmen auf dem Gebiet der Säuglingsernährung ist hinsichtlich Anbau und Haltbarmachung einwandfrei, doch darf gerade hier nie ein Rest aufbewahrt und aufgewärmt werden.

Die Zubereitung muß peinlich sauber durchgeführt werden, um eine Infektion zu verhüten. Falsch behandelter Spinat kann beim Säugling und auch beim größeren Kind durch Ersticken tödlich wirken. Prof. Dr. Werner Kübler von der Kinderklinik der Universität Kiel spricht diese Warnung nicht nur für Spinat, sondern für alle Blattgemüse aus. (Ernährungsumschau 8/69).

Dieser Hinweis ist notwendig, weil leider auch Säuglinge und Kinder nicht vom Krebs verschont bleiben. Über 1500 Kinder sterben jährlich an Krebs (Kinderklinik Braunschweig, Prof. Dr. Oehme, Reform-Rundschau 5/69).

129. DIENEN MAGNESIUMREICHE NAHRUNGSMITTEL DER KREBSVORBEUGUNG?

In geographisch umgrenzten Gebieten mit erhöhter Krebsanfälligkeit ist Magnesiummangel im Boden nachgewiesen, der zwangsläufig zu einem solchen Mangel in der Nahrung führt. Magnesium ist als Bestandteil des Chlorophylls (Blattgrün) eines der für die Existenz des Lebens auf der Erde* unentbehrlichen Elemente. Im Versuch mit Ratten führt Magnesiummangel schnell zum völligen Verfall.

130. WAS SIND DIE ERGIEBIGSTEN QUELLEN FÜR MAGNESIUM?

In jeweils 100 g sind enthalten in mg (Milligramm)

Getreide		*Nüsse und Ölsamen*	
Gerste, geschält	117	Haselnüsse	140
Grünkern	140	Kokosnuß	77
Hafer, geschält	145	Paranüsse	225
Hirse, geschält	170	Walnüsse	134
Reis, ungeschält	250	Linusit, Heil- und Speise-Leinsaat	350
Roggen, geschält	155		
Weizen, geschält	120	Sesam-Samen	338
Gemüse		*Hülsenfrüchte*	
Brennessel	128	Bohnen, weiße	159
Dillkraut	120	Erbsen, getrocknet	140
Rettich, schwarz	100	Soja, vollfett	223
Meerrettich	190		

131. GIBT ES ABWEHRSTEIGERNDE PFLANZENFARBSTOFFE?

Es handelt sich um den Farbstoff der Roten Rübe (Rote Bete), das Betanin, das in Essiglösung rot umschlägt, und um die sog. Anthocyanfarbstoffe (Blumenblau), wie sie in Brombeeren, Heidelbeeren, Holunderbeeren, in schwarzen Johannisbeeren, in roten Äpfeln, Aprikosen und in Hagebutten vorkommen. Auffallend ist, daß die genannten anthocyanhaltigen Früchte alle das kapillarabdichtende Vitamin P enthalten (vgl. Frage 133). Auch im Rotwein begegnen wir dem Anthocyan in Gesellschaft mit Vitamin P. Französische Autoren waren es, die die außergewöhnlich starke Vitamin-P-Wirkung von Extrakten

* Siehe Ehrenfried Pfeiffer »Die Fruchtbarkeit der Erde«, Rudolf Geering Verlag, Dornach/Schweiz.

anthocyanhaltiger Früchte nachgewiesen haben (Stepp, Kühnau & Schroeder, »Die Vitamine«).

Das »Betanin« der Roten Rübe soll in der Wirkung den Atmungsfermenten ähnlich sein und ihre gestörte Funktion wieder herstellen. Bei Krebskranken sah man Erfolge, wenn täglich der Saft aus 1 kg Roter Rüben gegeben wurde. Die gleiche günstige Wirkung ergab sich bei Gebrauch des fertig käuflichen Saftes. Als Tagesbedarf reicht eine Flasche, über den Tag verteilt. Durch Mischung mit Sauerkrautsaft oder etwas Zitrone läßt sich der delikate Saft im Geschmack variieren.

Der blaue Farbstoff der Heidelbeere, der ja sehr fest in den Schleimhäuten haften bleibt und der tief in etwa vorhandene Bakterienleiber eindringt, hat sich als wertvoll erwiesen bei Durchfallerkrankungen. Mittels »Heidelbeer-Vollfrucht«, einem markartigen Püree aus ganzen frischen Heidelbeeren (mit Fruchtzucker schwach gesüßt), wird eine günstige Wirkung auf die Darmtätigkeit erzielt, insbesondere des Enddarmes, und zwar im Sinne einer Desinfektion (antibiotische Wirkung). Durch Mischung mit Quark oder Reis kann die durchfallhemmende Wirkung gesteigert werden.

132. WELCHE OBSTSORTEN VERDIENEN BEVORZUGTE VERWENDUNG?

Die nachstehend aufgeführten Obstsorten sind reich an organischen Fruchtsäuren (hauptsächlich Apfel- und Zitronensäure), die anregend auf den Darm wirken. Ihr Zuckergehalt besteht überwiegend aus Fruchtzucker. Zum Teil enthalten sie reichlich die für die Früchte charakteristischen Vitamine A (als Karotin) und C, sowie das vor Gefäßblutungen schützende Vitamin P (Permeabilitäts-Vitamin).

Überdies zeichnen sich vor allem die an Vitamin P (vgl. Tabelle in Frage 133) besonders reichen Früchte durch heilkräftige Pflanzenfarbstoffe aus, z.B. die zur Gruppe der Flavonolfarbstoffe zählenden, als Quercetin, Rutin und Quercitrin bezeichnet, besonders reich in der Sanddornbeere. Sie sind dadurch auch von Bedeutung für die Kreislaufdiät. Ganz besonders ist für die Krebsdiät wesentlich der Gehalt an jener Gruppe von Pflanzenfarbstoffen, die als Flavonole der roten und blauen Blütenfarbstoffe, den Anthocyanfarbstoffen (Anthocyaniden) das Prinzip der roten Rose und der blauen Kornblume darstellen. Sie finden sich in roten Äpfeln, Aprikosen, Brombeeren, Hagebutten, Heidelbeeren, Holunderbeeren, schwarzen Johannisbeeren und Kirschen. Übrigens enthalten auch die roten Rosenblätter das Vitamin P.

Eine blutbildende Wirkung wird besonders der Aprikose und der Sanddornbeere zugeschrieben.

Die neuerdings vielfach auf den Markt gebrachte Avocado-Frucht (Avokatbirne, Alligatorbirne) die entweder wie Salat mit Zitrone und Gewürzen oder leicht gesüßt mit Fruchtzucker verzehrt werden kann, ist mit ihrer durstlöschenden Wirkung ebenfalls für diese Diät geeignet. Das weiche fast butterartige Fruchtfleisch kann auch bei Kau- und Schluckbeschwerden noch gebraucht werden. Diese Frucht enthält wie die Sanddornbeere ein fettes, vitaminreiches Öl.

Zitrusfrüchte sind häufig stark mit Diphenyl behandelt, einem chemischen Konservierungsmittel, das der Schale aufgespritzt wird. Oft werden die Früchte davon im Innern strohig und geben dann keine befriedigende Saftausbeute. Solche Früchte, die auch meistens einen Fremdstoffgeruch und -Geschmack aufweisen, sind zu meiden. Die Orangen und Zitronen werden aber in den Wintermonaten ab November bis in den April naturrein aus Spanien und Italien geliefert. Diese Früchte kann man daher am besten für Diätzwecke verwenden. Dagegen sind die aus Übersee gelieferten wegen der weiten Schiffsreisen immer mit Diphenyl behandelt und daher trotz ihres schönen Aussehens nicht geeignet, in die Diät eingebaut zu werden.

Völlig diätungeeignet sind die Grapefruits, da diese immer in ein tiefes Diphenylbad eingetaucht werden müssen, um die Reise nach Europa zu überstehen.

133. VITAMIN-GEHALT VERSCHIEDENER FRÜCHTE

100 g eßbare Substanz enthalten	*Vitamine*			1 BE* entsprechen g
	A IE*	C mg*	P E*	
Kernobst				
Äpfel	90	3—30	60	100
Birnen	20	4	0	90
Steinobst				
Sauerkirschen	1000	8	12	100 mit Stein
Acerola-Kirsche**		2500	0	—

* IE = Internationale Einheit, * mg = Milligramm, * E = Einheit, BE Broteinheit.
** Acerola-Kirsche wächst auf den karibischen Inseln, hier nur in Saftform, gemischt mit anderen Fruchtsäften als „Cerola-Vitamin-Fruchtgetränk“ ohne Zuckerzusatz erhältlich.

100 g eßbare Substanz enthalten	*Vitamine*			1 BE entsprechen g
	A IE	C mg	P E	
Steinobst				
Aprikosen	2790	8	40	100 ohne Stein
Beerenobst				
Brombeeren	200	21	60—100	130
Erdbeeren	60	60	0	150
Hagebutte	8000	800	250—680	—
Heidelbeeren	280	16	100	100
Himbeeren	150	25	0	150
Holunderbeeren	200	45	100	—
Rote Johannisbeeren	120	35	0	150
Schwarze Johannisbeeren	120	300	300—700	120
Preiselbeeren	500	5	0	100
Sanddornbeeren (als Saftkonzentrat, ungezuckert)	130000	300		300
Südfrüchte				
Avocado	290	5—30	0	200 mit Schale
Bananen	430	10	0	60 ohne Schale
Mandarinen	400	10—40	0	170 mit Schale
Zucker-Melonen	3000	15	0	200 mit Schale
Wasser-Melonen	500	5—8	0	200 mit Schale
Orangen	150—500	40—80	300—600	130 ohne Schale
Zitronen	50	40—60	450—700	200 ohne Schale
Zitronensaft	24	55	450—700	

134. IST HONIG IN DER KREBSDIÄT ERLAUBT?

Honig ist eine übersättigte Lösung des Blütenzuckers (Fruchtzucker und Traubenzucker). Der Gesamtzuckergehalt beträgt ca. 70%, der zu etwa gleichen Teilen aus Frucht- und Traubenzucker besteht. Wegen seines hohen Anteils an Traubenzucker, der die Geschwulstbildung begünstigt, ist Honig trotz seiner vielen Vorzüge durch die in ihm enthaltenen wertvollen Begleitstoffe für die Krebsdiät ungeeignet, wie er ja auch in der Diabetes-Diät nicht erlaubt ist.

135. GIBT ES ERLAUBTE SÜSSMOSTE?

Ja, die Donath-Kelterei stellt solche unter Zusatz von dem erlaubten Fruchtzucker anstelle des sonst gebräuchlichen weißen Kristallzuckers her. Apfelsaft wird immer ohne jeglichen Zuckerzusatz hergestellt.

Fruchtsaft-Konzentrate aus ganzen Früchten samt Schale und Kernchen mit einem Zusatz von Fruchtzucker stellt die Donath-Kelterei her aus Heidelbeeren und aus Sanddornbeeren:

Heidelbeer-Vollfrucht mit Fruchtzucker.

Sanddorn-Vollfrucht mit Fruchtzucker.

In kleinen Mengen dürfen beide Konzentrate zum Aromatisieren und Vitaminieren von Milchmischgetränken, Quarkspeisen und Getreidezubereitungen gebraucht werden.

136. WIE HOCH IST DER FRUCHTZUCKERANTEIL IN ERLAUBTEN SÜSSMOSTEN UND SÄFTEN?

100 g enthalten	Fruchtzucker g	Traubenzucker g	Gesamtzucker g	1 BE entsprech. ccm
Schwarze Johannisbeere Donath	11,0	3,0	14,0	462
Sauerkirsche Donath	6,6	5,9	12,5	192
Heidelbeere Donath	7,4	4,1	11,5	278
Apfel-Auslese Donath	6,75	3,0	9,75	90

Die ermittelten analytischen Werte entstammen einer Durchschnitts-Typ-Analyse aus Donath-Säften, die Endwerte sind etwas abgerundet.

137. IST DAS VOLLKORN EIN STÜTZPFEILER DER ABWEHRKRÄFTE?

Das ganze Getreidekorn zeigt eine wundervolle Nahrungsharmonie; es enthält alle Nährstoffe, die wir brauchen. Durch Jahrtausende bildete es die Grundlage der Ernährung. Heute wird es bedauerlicherweise nicht mehr in seiner natürlichen Zusammensetzung verzehrt, sondern überwiegend in Form des Weißmehles und der daraus hergestellten Gebäcke. Durch die modernen Müllereiverfahren wird der vitaminreiche Getreidekeim mitsamt der an Aromastoffen und Nährsalzen reichen Schale entfernt. Der Getreidekeim ist der Hauptsitz der Vitamine, von denen insbesondere das Fehlen des Vitamins B_1 verhängnisvoll wirkt. Es werden weitere wichtige Vitamine (B_2, in einigen Getreidearten auch die Vitamine A und E) mit dem Keim der menschlichen Ernährung entzogen, ebenso Spurenelemente und Fermente. Das feine Öl des Getreidekeimes ist reich an hochungesättigten Fettsäuren. Übrig bleibt der kohlenhydratreiche Mehlkern, der durch zahlreiche Mahl- und Siebvorgänge in staubfeines Weißmehl verwandelt wird. Kohlenhydrate können aber nur in Gegenwart von ausreichenden Mengen an Vitamin B_1 in körpereigene Substanz umgewandelt werden. Je mehr Weißmehlerzeugnisse verzehrt werden, um so größer wird daher der Bedarf an Vitamin B_1. Da es im Feinmehl nicht ausreichend vorhanden ist, muß also ein Mangel entstehen. Diese Vitamin-B^1-Mangelsituation wird noch verschärft durch übermäßigen Genuß von Zucker. Als reines Kohlenhydrat enthält der weiße Fabrikzucker überhaupt keine Vitamine, so daß dem Körper weitere Vorräte an Vitamin B_1 entzogen werden. Das Feinmehl ist zudem arm an Ballaststoffen, dadurch ist es auch ein Schrittmacher der Stuhlverstopfung. Die aus Weißmehl hergestellten Gebäcke vom duftigen Frühstücksbrötchen bis zur überladenen Geburtstagstorte sind echte Mangelkost.

138. WARUM SIND GERICHTE AUS VOLLEM SCHROT UND KORN SO WERTVOLL?

Alle Werte des Kornes bleiben weitgehend erhalten, wenn das volle Korn geschrotet, unerhitzt, in wenig kaltem Wasser gequollen, gebraucht wird. Dazu können Milch, frisches Obst und Leinsamen gemischt werden. Ein so zubereitetes »Schrot-Müsli« kann als Frühstück, als Zwischenmahlzeit, als Vorspeise oder als Einleitung der Abendmahlzeit gegeben werden. Das von Prof. Kollath empfohlene »Kollath-Frühstück« schreibt 30—50 g frisch geschroteten Weizen vor, kann aber auch mit Weizenflocken zubereitet werden. Schrot muß vorgeweicht werden, während Flocken ohne Vorweichen mit Milch oder Fruchtsaft vermischt werden können.

Vollkornbrot können selbst Magenkranke vertragen.

Es ist ein Vorurteil, daß Vollkornbrot schwer verdaulich sei. Unter den zahlreichen Vollkornbroten gibt es hinreichend Auswahl auch für einen empfindlichen Magen: locker gebackene, abgelagerte Grahambrote, Weizenkeimbrote oder ein im Dampf gebackenes krustenloses Brot, das »ABK-Gold«, ein würziges Vollkornbrot, das auch bei Kauschwäche anstandslos vertragen wird. Die knusprigen Knäckebrote (Delikateß-Knäcke, Knäcke ungesalzen, Weizenkeim-Knäcke, Diabetiker-Knäcke, Weizen-Knäcke) helfen nicht nur dem Diätbedürftigen, sondern dienen auch dem Gesunden zur Erhaltung seines Wohlbefindens. Für die Liebhaber würziger dunkler Brote gibt es wiederum eine große Auswahl, z. B. das »Buttermilchbrot nach Prof. Kollath«, dann das pikante »Achimer Rund« mit einem Zusatz von Sauerkrautsaft und Sonnenblumenöl, oder das »Bure-Brot«, ein echtes Roggenbrot mit Bioghurtkulturen, bzw. die Sorte »Achimer Roggen hell«. Für besondere Diätzwecke gibt es im Bundesgebiet noch das »Weizen hell«, speziell für Magenempfindliche entwickelt nach Prof. W. Goulenko, das sich auch zum Toasten eignet. Wer ein Brot mit röscher Kruste schätzt, versuche einmal das »Achimer-Simons-Flockenbrot«. Eine weitere Spezialität ist das bekömmliche Leinsamenbrot. Appetitanregend ist das herzhaft schmeckende finnische Fladenbrot aus Roggen, Wasser und Salz, das »Rogga« der Firma H. Bahlsen (vgl. Fragen 36, 75, 139).

139. WAS LEHRT UNS EIN KLEINER RUNDGANG DURCHS ÄHRENFELD?

Man unterscheidet zwischen Breigetreide und Brotgetreide. Die kleberarmen Breigetreide (Buchweizen, Gerste, Hafer, Hirse, Mais, Reis) lassen sich nicht zu Laibbroten verbacken, höchstens zu Fladen, im Gegensatz zu den kleberreichen Roggen- und Weizenarten.

Buchweizen

Er wird zu Breien und Grützen verarbeitet, oft mit Buttermilch gekocht. Auch Bratlinge werden daraus bereitet. 1 BE* = 18 g.

* 1 BE = 1 Brot-Einheit = 25 g Vollkornbrot = 12 g Kohlenhydrate.

Gerste.

Sie wird meistens nur in Form der Gersten-Graupen — das sind Bruchstücke des geschälten und polierten Gerstenkornes, also kein Vollkornerzeugnis — zu Suppeneinlagen verwendet. Dagegen kann die Sprießkorn-Gerste, eine spelzenlose Spezialzucht der Donath-Mühle, als Müsli angesetzt werden. Gerstengrütze wird zur Bereitung von Gerstenschleim verwendet. 1 BE = 16 g.

Grünkern.

Die unreifen Körner des Dinkels ergeben den Grünkern. Er wird als Grünkernmehl und Grünkerngrütze zu Suppen von besonderem Wohlgeschmack, auch zu Aufläufen, verwendet. 1 BE = 16 g.

Hafer.

Hafergerichte werden besonders in der Diabetiker-Diät sowie in der Säuglings- und Kleinkinderkost geschätzt. Eine Besonderheit ist der spelzenfrei gezüchtete »Sprießkornhafer«, ein Nacktkernhafer, der ungeschält verwendet werden kann. 1 BE = 18 g. Vgl. Rez. 60.

Hirse.

Ein Breigetreide von besonders großer Quellfähigkeit, auf eine Tasse Hirse werden 5 Tassen Flüssigkeit benötigt. Wegen ihres Reichtums an Kieselsäure (Silicium) ist sie bei Tuberkulose geschätzt. Sie wird zu Breien und Aufläufen verwendet. 1 BE = 18 g.

Roggen.

Der Roggen bildet die Grundlage für die »Schwarzbrote«, er wird aber auch mit Weizen gemischt in Graubroten verbacken. Im Roggen sind wertvolle Stoffe zum Schutz gegen Zahnfäulnis enthalten. Nachstehende Brotsorten werden aus Roggenschrot und Roggenmehl gebacken (es gibt aber noch viel mehr):

Roggenvollkornbrot	26 g = 1 BE
Simonsbrot Original	24 g = 1 BE
Kommißbrot	25 g = 1 BE
Knäckebrot normal	16 g = 1 BE
Batscheider Knäckebrot für Diabetiker	25 g = 1 BE
Rogga, Bahlsen	15 g = 1 BE

Weizen

Er dient der Brei- und Brotbereitung und liefert uns das Mehl für den Haushalt. Er wird in vielerlei Gestalt aufbereitet: als Schrot, in Flockenform, als Grieß zu Mehlen verschiedener Ausmahlung. Die Mehle werden je nach dem Grad ihrer Ausmahlung mit Typen-Nummern bezeichnet. Je niedriger die Mehltype ist, um so geringer ist der Gehalt an Vitaminen und Mineralstoffen sowie sonstigen Werten. Die allgemein im Handel befindliche Mehltype 405 ist ein sehr helles, feines Mehl, das kaum noch lebendige Wirkstoffe aufweist. Man sollte wenigstens die im Reformhaus erhältliche Type 550 verwenden, mit der sich sehr gut backen läßt, dieses Mehl hat noch wertvolle Teile der Randschichten des Getreides. Es ist dunkler als das gewöhnliche Weißmehl.

Weizenschrot Type 1700, »*Grahammehl nach Pfarrer Kneipp*«, ist das fein vermahlene Ganzkorn, damit kann im Haushalt ein erstaunlich lockeres Gebäck hergestellt werden, wenn man etwa $1/3$ Feinmehl Type 550 damit mischt. Hefeteige entwickeln mit Schrot eine hervorragende Triebkraft. Bei Verwendung von Backpulver mit Vollkornschrot wird der Vitamin-B-Gehalt zerstört. Beim Backen mit Hefe wird das Gebäck noch durch das Vitamin B der Hefe angereichert.

Weizenflocken (Achimer Kollath-Vollwert-Flocken)	1 BE = 19 g
Donath »Kraftkorn«, ein grobflockiger Weizenschrot mit keimfähigen Keimen für Müslis	1 BE = 18 g
Achimer Spezialmehl für die Reformküche	1 BE = 16 g
Weizenmehl Type 550 Donathmühle	1 BE = 17 g
Grahammehl nach Pfarrer Kneipp (Donath-Mühle)	1 BE = 19 g
Weizenkeime »Dr. Grandels Keimdiät«*	1 BE = 70 g
»Keimdiät Teigwaren« (aus Weizenhartgrieß mit Weizenkeimauszug und Safran ohne Zusatz von Eiern und Kochsalz, cholesterinfrei)	1 BE = 17 g

Reis

Wegen seiner wasserausschwemmenden Wirkung hat der Reis in der Herz- und Nieren- sowie in der Schlankheitsdiät besondere Beachtung gefunden in Form der sogenannten »Reisdiät«**. Der dafür häufig

---

* Fermentreiche, ruhende Weizenkeime, reich an Vitaminen und hochungesättigten Fettsäuren, streng natriumarm.

** Siehe auch Lisa Mar — Dr. med. H. Oehl »Delikate Reisdiät«, mit 85 Rezepten und Tagesdiätplänen, Walter Hädecke Verlag, Weil der Stadt.

empfohlene weiße, polierte Reis ist zwar äußerst kochsalzarm und wirkt dadurch wasserentziehend, aber gleichzeitig ist er auch nahezu vitaminfrei. Man gebraucht darum besser den ebenfalls äußerst kochsalzarmen, aber vitaminhaltigen gelben Reis, den sogenannten »Avorio-Reis«. Es handelt sich um einen sogenannten vorbehandelten Reis, der unter Druck gedämpft wird, wodurch die Vitamine in das Reiskorn eindringen. Bei dem nachfolgenden Schälen bleibt das Silberhäutchen, wie beim Reiskorn der Keim genannt wird, voll erhalten, es ist fest damit verklebt. Der Avorio-Reis ist ein italienischer Rundkornreis, als Patna-Reis (Langkornreis) gibt es solchen vorbehandelten Reis unter der Bezeichnung »Uncle Bens Reis« oder »Bali-Reis« auch im Lebensmittelhandel. Bei der Verwendung von Naturreis, der leider oft schlecht gelagert ist, besteht häufig die Gefahr von Verunreinigung durch Madenbefall. Der gelbe Reis benötigt zum Ausquellen die 3fache Wassermenge (1 Tasse Reis = 3 Tassen Flüssigkeit), während der weiße Reis nur die doppelte Flüssigkeitsmenge aufnehmen kann. Das in landläufigen Kochanweisungen empfohlene Kochen des Reises in reichlich Wasser, so daß viel Flüssigkeit weggeschüttet werden muß, bedeutet eine Vergeudung von Vitaminen und Nährstoffen. Nach *Kien Houang* gehen dabei 5,3% Eiweiß, 6,5% Fett und Kohlenhydrate und 22% anorganische Salze verloren. 1 BE = 16 g.

Sechskorn

Diese Getreidemischung der Donath-Mühle, wie alle hier besprochenen Getreidearten aus biologischem Anbau, vereinigt in sich die Vorzüge von 6 verschiedenen Getreidearten: Buchweizen, Gerste, Hirse, Hafer, Roggen und Weizen. Die Mischung besteht teilweise aus rohem Schrot, teilweise mußte der Haltbarkeit wegen die Flockenform gewählt werden (Hafer).

»Sechskorn Donath« kann sowohl eingeweicht als Müsli zubereitet werden wie auch als kurz mit dem Einweichwasser aufgekochter Brei, dem nach dem Kochen noch Milch zugefügt wird: eine große Hilfe für chronisch Verstopfte. 1 BE = 18 g.

Vollsojamehl

Vollsojamehl, ein blaßgelbes Mehl, entstammt der Sojabohne. Es läßt sich beim Backen als Zusatz in Höhe von 20—25% zum Weizenmehl verwenden, ferner kann es zu Soßen, zu Klößen, unter den Hackbraten genommen werden. Ein Eßlöffel Vollsojamehl entspricht in seiner Zusammensetzung etwa einem Hühnerei. Um den Cholesteringehalt eierhaltiger Speisen herabzusetzen, ohne deshalb den Nährwert zu schmälern, empfiehlt es sich, die Hälfte der vorgeschriebenen Eier durch Vollsojamehl zu ersetzen (vgl. Frage 121).

Hensels Vollsojamehl 45 g = 1 BE.

140. WIE KANN MAN DURCH VITAMIN-ZULAGEN VORBEUGEN?

Tägliche Vitamin-Zulagen werden notwendig, wenn aus verschiedenen Gründen die Vitamin-Versorgung mit der allgemeinen Kost nicht ausreichend durchzuführen ist. Die Gefahr eines Mangels besteht hauptsächlich für die *Vitamine B und C.*

Von den möglichen Ursachen seien hier einige genannt:

Einnahme der Hauptmahlzeit in einer Gemeinschaftsverpflegung (Kantine, Gaststätte, Krankenhaus), gewärmte Hauptmahlzeit, fehlerhafte Küchentechnik, erhöhter Bedarf durch Hitze-Einwirkung (Hitzearbeit, hohe Außentemperaturen [z.B. Tropen], Fieber), mangelhafte Vitamin-Verwertung durch Magen-Darm- und Leber-Galle-Störungen, bei Diabetes, mangelhafte Kaufähigkeit, erhöhter Bedarf nach Operationen, zu viel Eiweiß, zu viel Kohlenhydrate in der Kost, starker Vitamin-C-Verbrauch bei Rauchern.

Zum Ausgleich solcher Vitamin-Mangel-Zustände schlägt Prof. Dr. Fritz Heepe* vor, zusätzlich täglich eine »Vitamin-B-Zulage« zu geben:

Vitamin-B-Zulage		Gedeckter Tagesbedarf
Dr. Grandels Weizenkeime	20 g = 1 El	ca. 1/3 Vitamin B_1 und 2/3 Vitamin E vom Tagesbedarf.
Trockenhefe	10 g = 1 El	100% Vitamin B_1 und 1/3 Nikotinsäureamid vom Tagesbedarf.
oder Hefeflocken	10 g = 2 El	

Zur Vorbeugung und zum Ausgleich eines Vitamin-C-Mangels ist sinngemäß eine tägliche »Vitamin-C-Zulage« zu empfehlen:

* Prof. Fritz Heepe, »Die Vitamine in der Diät und Küchenpraxis«, Dr. Dietrich Steinkopf Verlag, Darmstadt.

Vitamin-C-Zulage		Gedeckter Tagesbedarf
Frischer Orangensaft oder	ca. 200 ccm	Durchschnittlicher Tagesbedarf
Donath Sanddorn Vollfrucht ungesüßt oder	1 ½ El	Durchschnittlicher Tagesbedarf
Cerola-Vitamin-Fruchtgetränk	100 ccm	⅓ mehr als der Tagesbedarf

Die im harmonischen Nahrungsverband aufgenommenen Vitamine werden im Körper besser verwertet als Vitamintabletten.

Die Küchenpraxis der Krebsdiät

141. WAS IST BEI DER AUSWAHL DER ROHKOST ZU BEACHTEN?

Nach Möglichkeit ist Gemüse und Obst aus biologischem Anbau, das garantiert frei ist von Rückständen von Pflanzenschutzmitteln (vgl. Frage 103), zu verwenden. Bei Ware unbekannter Herkunft sind stets die äußeren großen Blätter der Gemüse wegzuwerfen, weil sie am stärksten von den Spritzmitteln getroffen werden, Wurzeln und Knollen sind zu schälen, ebenso ist das Obst zu schälen. Schadhafte Stellen sind gründlich auszuschneiden. Die Schalen der Citrusfrüchte dürfen nicht in die Saftzentrifuge gegeben werden, auch sind Handsaftpressen, bei welchen die Schale mit ausgedrückt wird, abzulehnen. Selbst wenn es sich um ungespritzte Früchte handelt, tritt beim Pressen der Schalen ein Stoff in den Saft, der leberschädigend wirkt und Brechreiz hervorrufen kann.

142. WIE WIRD ROHKOST GEREINIGT?

Zur Beseitigung etwa anhaftender Wurmeier an Salaten werden die Salatblätter, nachdem sie zunächst unter dem fließenden Strahl vom gröbsten Schmutz befreit worden sind, in eine Lösung von Kochsalz mit einem Schuß Weinessig eingelegt. Kopfsalat bekommt dabei durch das Kochsalz Wasserstreifen. Um dies zu vermeiden, verwendet man anstelle von Kochsalz ein im Reformhaus erhältliches Mineralsalzgemisch (Biosmon). In homöopathischer Menge dem Spülwasser zugesetzt, bewirkt es eine Straffung der eingelegten Pflanzen, so daß anhaftender Schmutz und Wurmeier abgestoßen werden. Salate nicht mehr mit klarem Wasser nachspülen, wenn erforderlich, dann nochmals mit Biosmonlösung. In einem Plastikbeutel kann Salat mit dem anhaftenden Tropfwasser im Kühlschrank bis zum nächsten Tag frisch gehalten werden. Die Salate sollen in einem Sieb gut abtropfen, ehe sie angerichtet werden*.

143. WIE WIRD ROHKOST ZERKLEINERT?

Erforderlich ist außer einem rostfreien Messer eine Reibe aus rostfreiem Edelstahl oder aus Cromargan. Eine Erleichterung bilden die auf dem Markt befindlichen Handmixgeräte mit Turbomesser, das müheloses Zerkleinern bis zum feinsten Püree erlaubt. Nüsse, Zwiebeln, Kräuter, rohe und gekochte Gemüse, rohes Obst aller Art kann damit je nach dem Grad der Einstellung mehr oder weniger fein zerkleinert werden. Mixgetränke für 1 Person können unmittelbar in dem dafür bestimmten Glas mit dem ebenfalls elektrisch betriebenen Schneebesen hergestellt werden. Quarkspeisen werden mit dem Besen duftig und auch bei Verwendung von Magerquark von sahnigem Aussehen. Die Reinigung ist sehr einfach. Das Gerät kann auch in jede beliebige Schüssel oder jeden Kochtopf eingesetzt werden.

144. IST KOCHSALZZUSATZ ZUR ROHKOST ERLAUBT?

Kochsalz besteht aus Natrium und Chlor, der Lebensmittelchemiker spricht darum von Chlor-Natrium. Alle Nahrungsmittel enthalten im rohen Zustand gewisse Anteile von Chlor und Natrium, selbst das süß schmeckende Obst. Rohkost, die ja nicht durch Kochen ausgelaugt und dadurch kochsalzarm gemacht wird, bedarf daher keines Kochsalzzusatzes. Selbst bei völligem Weglassen von Kochsalz auch in der Kochkost kann sich der Körper aus dem in den Nahrungsmitteln von Natur aus vorkommenden Beständen an Chlor und Natrium die 3 g Kochsalz bilden, die für die Magensalzsäure notwendig sind. Da Rohkost noch Aromastoffe besitzt, ist es also unerwünscht, Kochsalz zuzusetzen.

Kochsalz ist auch in Kräutersalz, Selleriesalz, Knoblauchsalz, Meersalz, Bad Reichenhaller Salz in großer Menge enthalten und daher ungeeignet für die Rohkost.

---

* Ausführliche Anleitungen sind dem Buch »Wie man Rohkost zubereitet« von Lisa Mar, Walter Hädecke Verlag, 7252 Weil der Stadt, zu entnehmen.

Auch in der übrigen Kost sollte das Kochsalz sparsam verwendet werden.

Mehrverbrauch ist nur begründet, wenn durch Blut- und Säfteverluste (Durchfälle, Erbrechen) der Organismus an Kochsalz verarmt ist.

145. ROHSÄFTE, WANN UND WIE?

Sie sind kaliumreich, vitaminreich, kochsalzarm. Sie dürfen nach dem Pressen nicht lange umherstehen, weil Vitaminverluste eintreten und durch Fermentwirkung Zersetzungsvorgänge (Gärung) eintreten können. Für die Ernährung bei Gebißschwäche, bei empfindlichem Magen-Darmkanal und bei Leber-Gallestörungen sind Rohsäfte besser verträglich als Rohsalate. Die entwässernde Wirkung der Rohsäfte ist bei allen Leiden, die mit Wasserzurückhaltung einhergehen, bei Übergewicht, bei Kreislaufstörungen und Herzleiden von Nutzen.

Saure Obstsäfte von Citrusfrüchten (Grapefruits, Orangen, Zitronen) und von säurereichen Beeren wie schwarze Johannisbeeren und Sanddornbeeren werden sowohl von Magen- als von Leberkranken unverdünnt schlecht vertragen. Zur Abstumpfung der Säure mischt man die Säfte zu $^2/_3$ mit Linusitgetränk (s. Rez. Nr. 63), allmählich kann man zum umgekehrten Mischungsverhältnis übergehen. Die einhüllende, entzündungswidrige Wirkung des Linusitschleimes unterstützt die Bekömmlichkeit.

Eine kleine Zugabe von hochwertigen Fettstoffen in Form von Hasel-Nuxo, auch Sonnenblumen-Kaltpreßöl, verbessert die Karotinwirkung (Bildung von Vitamin A in der Leber) bei den karotinhaltigen Säften von Möhren, Tomaten und Grünblattgemüsen. Zugabe von Buttermilch, Sauermilch und Bioghurt ergibt geschmacklich gute Mischungen und trägt zur Zufuhr von Milchsäurebakterien bei. Sauermilch und Bioghurt enthalten zudem kleine Mengen Milchfett, das ebenfalls die Karotinwirkung verbessert. Übrigens läßt die rote Farbe keinen Rückschluß auf den Karotingehalt zu, bei roten Äpfeln, roten Johannisbeeren, schwarzen Johannisbeeren, Erdbeeren, Radieschen, Roten Beten, Rotkohl handelt es sich um Anthocyanfarbstoffe, die sich auch in Heidelbeeren, Pflaumen und roten Trauben finden.

Zur Vermeidung schnell eintretender Vitamin-Verluste sollen Preßsäfte sofort getrunken werden. Ist ein Aufbewahren nicht zu umgehen — bei Zubereitung für zahlreiche Personen —, so müssen die Säfte kühl, dunkel und gut zugedeckt aufbewahrt werden.

146. WIE WERDEN SÄFTE GEMISCHT?

Gemüse- und Obstsäfte sind gemischt nicht in jedem Falle bekömmlich. Am besten läßt sich Apfelsaft mit verschiedenen Gemüsesäften mischen, ein Schuß Zitrone wird ebenfalls vertragen. Wer zu *Blähungsbeschwerden* neigt, sollte am besten nur jeweils einen Saft oder 2 zusammenpassende Gemüsesäfte nehmen oder nur Apfelsaft zugeben. Eine Zugabe von Sauermilch, Buttermilch oder Bioghurt vermag stets die Bekömmlichkeit zu verbessern. Auch Sauerkrautsaft kann faden Gemüsesäften untermischt werden.

147. WIE WERDEN ROHE GEMÜSESÄFTE GEWÜRZT?

Mit Knoblauch, Meerrettich, Zwiebeln und Zitrone. Sie können einzelnen Gemüsesäften in geringer Menge beim Entsaften beigefügt werden.

148. FREMDSTOFFE IN DER NAHRUNG?

Ihre volle Wirksamkeit als Gesundheitsschutz können nur solche Nahrungsmittel entfalten, die frei sind von Fremdstoffen aller Art.

In der Reformwaren-Industrie ist man von jeher bemüht gewesen, dem Verbraucher nur naturreine Nahrungsmittel zu verkaufen. Einzelne Reformhäuser bieten auch biologisch angebautes Frischgemüse und Obst an.

Durch Anschluß der Reformwarenwirtschaft an landwirtschaftliche Betriebe, die einwandfrei biologisch angebautes Obst, Gemüse und Getreide anbauen, kann das Reformhaus heute schon zahlreiche Nahrungsmittel liefern, die frei von Fremdstoffen und vom Anbau her nicht gesundheitsschädlich sind. Dem Anfänger, der sich auf diese Ernährungsweise einarbeiten will, werden in dieser Schrift genaue Hinweise über Herkunft und Zusammensetzung der gebräuchlichsten Nahrungsmittel gegeben.

Ist es auch unter den heutigen wirtschaftlichen Verhältnissen noch unvermeidlich, daß körperfremde chemische Stoffe in unserer Nahrung auftauchen, so kann man doch durch sorgfältige Nahrungsauswahl und -zubereitung dazu beitragen, die Schäden zu mindern. Mehr als bisher müssen sich Hausfrauen und Mütter um diese brennenden Gegenwartsfragen kümmern, die an die Grundlagen unserer Existenz rühren. Sie dürfen nicht müde werden, beim Einkauf immer wieder chemisch nicht behandelte Nahrungsmittel zu verlangen und denaturierte abzulehnen.

Liste der erlaubten und verbotenen Nahrungsmittel für die Krebsabwehr durch Diät

ERLAUBT	VERBOTEN
	EIWEISS-STOFFE (tierisch)
	MILCH UND MILCHERZEUGNISSE
Buttermilch 0,5% Fett	Kondensmilch 7,5% und 10% Fett (Fabrikmilch!)
Sauermilch 3,5% Fett	Schlagrahm 30% Fett
Bioghurt 3,5% Fett	Rahmeis
Joghurt 3,5% Fett	Eiskremsoda
Kefir 3,5% Fett	Milcheis
Mager-Bioghurt (Biogarde) 0,5% F.	
Magermilch Trockenpulver (Fink Instant, Fett unter 1%)	
Molke	

Mit Zurückhaltung zu gebrauchen

Trinkmilch ungesäuert
Kaffeesahne 10% Fett
Sauerrahm 10% Fett

Frischkäse	*Schmelzkäse*
Speisequark, Magerstufe	(Käsezubereitungen mit Zusatz von Schmelzsalzen)
Speisequark 20% F.i.Tr.	rindenlose Käse in Plastikfolie
Gervais Hüttenkäse (Cottage Cheese) 20% F.i.Tr.	geräucherte Käse in Kunstdarm
Doppelrahmkäse Typ Gervais (auch streng natriumarm)	Tubenkäse
	Dreieckskäse in Alufolie
Weichkäse	
Kümmelkäse ca. 10% F.i.Tr.	
Frühstückskäse ca. 10% F.i.Tr.	
Romadurkäse 20% F.i.Tr.	
Limburger Käse 20—45% F.i.Tr.	
Camembert 30—45% F.i.Tr.	

ERLAUBT		VERBOTEN
Schnittkäse		
Schafkäse	20% F.i.Tr.	
Edelpilzkäse	45% F.i.Tr.	
Gorgonzola	45% F.i.Tr.	
Hartkäse		
Emmentalerkäse	45% F.i.Tr.	
Gruyere oder Greyerzer Käse	45% F.i.Tr.	
Goudakäse	45% F.i.Tr.	
Steppenkäse (Dänische Käse)	20—45% F.i.Tr.	

Sparsam zu gebrauchen

alle Fettkäse mit 45% F.i.Tr. geeignet zum Mischen mit Magerquark oder Hüttenkäse, z.B. Gorgonzola, Emmentaler.

FLEISCH

ERLAUBT	VERBOTEN
Kalb, mager Rind, mager Lamm, mager Gekocht, gedünstet, in Alufolie, im Römertopf, kurz gegrillt (Rind auch als Tatar), Sülze (frisch)	Schwein Räucher- und Pökelfleisch, Schinken roh und gekocht, Mastfleisch, alles Fleisch vom Holzkohlengrill
Innereien: Leber von Kalb oder Rind (roh, gekocht, kurz gedünstet oder gegrillt, saure Leber)	Wurst, frisch und konserviert in Dosen oder Gläsern, auch Gelbwurst. Fleisch-Salat, konserviert Sülze, konserviert Corned beef, weil gepökelt

WILD-GEFLÜGEL

Fasan
Rebhuhn

ERLAUBT	VERBOTEN
WILD	
Wildhase	Wildschwein (Trichinengefahr)
Wildkaninchen	Reh, Hirsch
(gekocht, gedünstet, im eigenen Saft im Römertopf)	Känguruh (Trichinengefahr)
	Scharf gebraten
	Auf Holzkohlengrill
GEFLÜGEL	
Hähnchen, mager	Masthuhn
Huhn, mager	Ente
Pute und Puter	Gans
(gekocht, in Alufolie in der Röhre, im Römertopf, Haut abziehen vor dem Verzehr)	Auf Holzkohlengrill
Geflügelleber	Geflügelwurst
FISCHE	
Kabeljau	*Fette Fische:*
Schellfisch	Aal (Flußaal),
Flundern	*in Öl eingelegte Fische:*
Forelle (blau)	Ölsardinen,
Heilbutt	Thunfisch
Schwarzer Heilbutt	falscher Lachs (gefärbt)
Hering frisch u. mariniert	echter Lachs
Schleie	Fisch-Konserven
Scholle	Fisch-Aspik, konserviert
Seelachs	Bückling und andere geräucherte Fische,
Felchen (blau)	Marinaden, konserviert
Renke, Äsche (blau)	Krabben, Krebse
(Gekocht, in Alufolie, mariniert, in Aspik)	Muscheln, Austern

ERLAUBT	VERBOTEN

EIER

ERLAUBT	VERBOTEN
Frischeier (Tages-Eier)	rohes Eiweiß (enthält Vitamin-Hemmstoff)
Eigelb, am besten roh	flüssiges Eigelb, konserviert
Eiweiß (nie roh)	flüssiges Ganzei, konserviert
Ganz-Ei; (weich gekocht, lockeres Rührei — Diät-Rührei — in Speisen verarbeitet)	Trockenei
	stark verschmutzte Eier
	eingelegte Eier
	Fertigmayonnaise

EIWEISS-STOFFE
(Pflanzlich)

ERLAUBT	Eiweiß-gehalt	VERBOTEN
Sojamehl, fettarm (Hensel)	50%	Soja-Soße, weil zu salzreich und chemisch konserviert
Vollsojamehl (Hensel)	35%	
Hefe-Erzeugnisse:	ca. 40%	
Trockenhefepulver		
Hefe-Flocken		
Hefe-Extrakte		
Batscheider Knäcke für Diabetiker	29%	
Slank-Brot mit Milcheiweiß (Achimer)	20%	
Weizenkeime Dr. Grandel	25%	
Leinsamen (Linusit Fink)	20%	
Walnüsse	15%	
Haselnüsse	12%	

FETTSTOFFE

ERLAUBT	VERBOTEN
Kaltpreßöle, pflanzlich mit hohem Gehalt an essentiellen Fettsäuren:	*Olivenöl*, (enthält zu wenig essentielle Fettsäuren, eventuell gemischt mit Sonnenblumenöl).
Sonnenblumen-Öl Typ Vitaquell	*Öl in Kunststoff-Flaschen-* und Behäl-

ERLAUBT	VERBOTEN
Leinsamenöl Getreidekeimöl Typ Dr. Grandel Kürbiskernöl (Fink) (sämtliche nicht raffiniert, nicht chemisch nachbehandelt, in Lichtschutzpackung) *Streichfette, pflanzlich* (Pflanzenfett-Emulsionen) aus ungehärteten Pflanzenfetten und -ölen, nicht gefärbt, nicht chemisch konserviert, ohne Kochsalzzusatz): Vitaquell-Margarine Vitaquell-Extra Vitagen-Speisefett (zum Kochen) *Schalenfrüchte:* Nüsse *Ölsamen:* Kürbiskerne Leinsamen, grob geschrotet Sesamsamen	tern, da sie Weichmacher enthalten können, die ins Öl übertreten. *Heißbehandelte und extrahierte Öle* Pflanzenöle, geruch- und geschmacklos durch chemische Nachbehandlung (Raffinierung): dazu gehören die sogenannten »feinen Speiseöle«, die ohne Herkunftsangabe oder mit Phantasienamen verkauft werden. Merke: alle als Kaltpreßöle angeführten Sorten gibt es auch raffiniert und chemisch nachbehandelt, darum: Etiketten genau lesen! *Stark erhitzte Fette jeder Art*, wie sie hauptsächlich beim Braten und Frittieren z. B. bei »Pommes frites«, vorkommen. *Gehärtete Backfette* (dürfen nicht in Würfelform wie Margarine verkauft werden, sondern in rechteckigen Packungen wie z. B. Biskin, Palmin). *Schlagsahne*

Mit Zurückhaltung zu gebrauchen
frische Butter bis zu 20 g täglich. Während einer Kur keine Butter, wegen zu geringen Gehaltes an essentiellen Fettsäuren.

KOHLENHYDRATHALTIGE STOFFE

Getreidenahrung

ERLAUBT	VERBOTEN
Roggen, Weizen *Vollkornbrot* (Schrotbrot, Grahambrot, Knäckebrot)	Weißmehl Gebäcke aus Weißmehl

ERLAUBT	VERBOTEN
Sauerteigbrot (bevorzugt) (Finnisches Fladenbrot, sehr dünn, Bahlsen »Rogga«, Dr. Kuhl's »Urbrot« sowie weitere Roggen-Laibbrote).	*Stärkemehle* aus Mais, Reis, Weizen, Kartoffeln
Vollkornzwieback, ohne Zucker, gesalzen (Batscheider)	Puddingpulver
Teigwaren, Weizenkeimnudeln Keimdiät, Soja-Nudeln (Hensel)	Cornflakes und ähnliche stark bearbeitete Flocken
Breigetreide (als ganzes Korn, geschrotet, als Grieß und in Flockenform): Buchweizen, Gerste, Hafer, Hirse, Mais und Reis (Naturreis, auch als sogenannter »parboiled« Reis mit Silberhäutchen).	Reis poliert, glaciert, Schnellkochreis
Getreidemischungen: Donath Sechskorn (Weizen, Gerste, Roggen, Hafer, Hirse, Heilkleie).	
Weizenkeime: Dr. Grandels Keimdiät, Weizenkeime (fermentierte, ruhende Weizenkeime).	
Weizenkleie (stablisierte Weizenkleie nach Dr. Grandel).	

Mit Zurückhaltung zu gebrauchen
Graubrote, Landbrote, Pumpernickel (weil letzterer oft mit Sirup hergestellt).

ZUCKER

ERLAUBT	VERBOTEN
Fruchtzucker (Rademanns Fruchtzucker als Granulat)	*Traubenzucker*
Milchzucker (Edelweiß-Milchzucker)	*Weißer Zucker*
	Brauner Zucker
	Gelierzucker aus weißem Zucker
	Gelier-Sionon
	Sionon-Zuckeraustauschstoff

ERLAUBT	VERBOTEN
	Süßstoffe (Natrium- und Calcium-Cyclamat, unter Phantasienamen wie Assugrin, Süsetten, ferner Sukrinetten, Süßstoff »Bayer«, auf Saccharinbasis, und ähnliche Erzeugnisse).

Nur mit Erlaubnis des Arztes zu gebrauchen: Honig

FRÜCHTE-NAHRUNG

ERLAUBT	VERBOTEN
Beerenfrüchte Anthocyanhaltig: Brombeeren, Erdbeeren, Hagebutte, Heidelbeeren, Holunderbeeren, Rote Johannisbeeren, schwarze Johannisbeeren ferner: Himbeeren, Stachelbeeren	Weintrauben, Rosinen, Korinthen, Sultaninen, Datteln, Feigen (enthalten alle zuviel Traubenzucker). Stark mit Rückständen von Pflanzenschutzmitteln verunreinigtes Obst, wenn nicht anders möglich, unbedingt schälen!
Kernobst Äpfel (Rote Äpfel Anthocyanträger!) Winterbirnen (fruchtzuckerreich!)	
Steinobst Aprikosen, Pfirsiche, Sauerkirschen (Morellen) Pflaumen, blaue Zwetschgen (Anthocyanträger)	Aprikosen, getrocknet, geschwefelt Süßkirschen (zu viel Traubenzucker) Pflaumenmus aus vorkonserviertem und geschwefelten Pflaumenmark (keine Kennzeichnungspflicht!) Apfelringe, geschwefelt
Südfrüchte Bananen, Orangen, Zitronen, Melonen Bevorzugung von Südfrüchten aus Italien und Spanien, weil dort Schale nicht mit Diphenyl behandelt.	Bananen überreif und getrocknet Grape-fruits, weil stark mit Diphenyl durchsetzt. Vorsicht mit Zitrusfrüchten aus Übersee, da stark mit Diphenyl gespritzt.

ERLAUBT	VERBOTEN
FRUCHTSÄFTE UND SÜSSMOSTE	
Apfelsaft Orangensaft Süßmoste mit Fruchtzucker Heidelbeer-Donath Sauerkirsch-Donath Schwarze Johannisbeer-Donath	Süßmoste mit Kristallzucker Süßmoste mit Sionon
FRUCHTSAFT-KONZENTRATE	
Heidelbeer-Vollfrucht, (Donath) Sanddorn-Vollfrucht, (Donath) beide mit Fruchtzucker	Fruchtsaft-Konzentrate (Sirupe) mit Kristallzucker
MARMELADEN UND KOMPOTTE	
Marmelade und Gelee mit Fruchtzucker, selbst hergestellt. Diabetiker-Marmelade (Lihns Fruchtschmelz Sorte D) Rademanns Diätfrüchte mit Fruchtzucker (Erdbeeren, Heidelbeeren, Aprikosen, Schattenmorellen, Birnen)	Diabetiker-Marmeladen mit Sionon oder anderen Zuckeraustauschstoffen. Marmeladen und Gelees mit Kristallzucker Kompottfrüchte mit Kristallzucker, oder mit chemischen Süßstoffen Assugrin, Saccharin usw.).
GEMÜSE	
Blattgemüse (alle Sorten frisch und als Tiefkühlgemüse) *Kohlarten* (bevorzugt eingesäuert, Sauerkrautart oder als Tiefkühlgemüse, beide Arten blähen nicht)	*Für alle Gemüsearten:* langes Kochen langes Warmhalten (Wärmeschrank!) Aufwärmen langes Wässern

ERLAUBT	VERBOTEN
Wurzelgemüse (roh, eingesäuert, Tiefkühlgemüse)	Besondere Vorsicht bei Auslandsware, ausgenommen Ostblockländer, weil dort weniger Chemikalien angewendet werden (Bulgarien, Ungarn usw.)
Gemüsefrüchte (alle Sorten frisch, eingesäuert, oder als Tiefkühlgemüse)	
Eierfrüchte, Tomaten, Spargel – nur gedünstet	*Eierfrüchte, Tomaten, Spargel, Grüne Bohnen* – *roh*
Nach Möglichkeit biologisch angebautes Gemüse verwenden.	

SAUERGEMÜSE (milchsauer)

ERLAUBT	VERBOTEN
Sauerkraut, Weinsauerkraut Bohnen, grüne Rote Bete (Rote Rüben) Blumenkohl	

ESSIG-GEMÜSE

ERLAUBT	VERBOTEN
Paprika-Salat, Gurken Tomaten-Paprika-Salat Rote Bete (Alle nur in kleinen Gläsern ohne Konservierungsstoff)	Zubereitungen in großen Behältern, weil mit Zusatz von Konservierungsstoff.

GEMÜSE-FERTIGSÄFTE UND -MARK

ERLAUBT	VERBOTEN
Karottensaft (Eden, Baby-food) Möhrensaft (Schoenenberger) Tomatensaft (Schoenenberger) Rote Betesaft (Schoenenberger) Tomaten-Mark	Tomaten-Ketchup, Chillie-Sosse – weil meist gesüßt und mit Konservierungsstoff

ERLAUBT	VERBOTEN

GEMÜSE-MOSTE

ERLAUBT	VERBOTEN
Sauerkrautsaft Karotten-Most Dr. Keitel Rote Bete-Most Dr. Keitel	

GEMÜSE-PULVER

ERLAUBT	VERBOTEN
Rote Bete-Pulver (Schoenenberger)	

GEWÜRZE

ERLAUBT	VERBOTEN
Kochsalz, Meersalz, Kräutersalz, Selleriesalz, Sesam-Salz (Homa-Vita) *Gartenkräuter*, frisch und getrocknet	Bei generellem Kochsalzverbot gilt dies auch für Meersalz, Kräutersalz, Selleriesalz, Sesamsalz. Spezial-Ersatz-Salze verordnet der Arzt. Meersalz wegen Jodgehaltes bei Schilddrüsenüberfunktion.
Lauchgewürze: Knoblauch, Lauch, Schalotten, Schnittlauch, Zwiebel	
Senfölhaltige Gewürze: Meerrettich, frisch, Rettich, Senf, Kresse	Meerrettich konserviert, geschwefelt
Exotische Gewürze: Curry (Gewürzmischung), Ingwer, Kurkuma (Gelbwurzel), Paprika (Edelsüß-Paprika)	
Sonstige Gewürze: Zitrone (Saft), Essig (Weinessig, Obstessig, Kräuteressig), Tomatenmark (dunkelrot, nicht bräunlich)	Schale von gespritzten Früchten Essig-Essenz Tomaten, roh

ERLAUBT	VERBOTEN

MITTEL FÜR DIE TEIGLOCKERUNG

ERLAUBT	VERBOTEN
Bäckerhefe (Preßhefe), Bier, Wein, Alkohol, (Rum, Arrak usw., verflüchtigt sich beim Backvorgang), Sprudel	Backpulver, weil alkalisch, macht Vitamin B_1 unwirksam. Hirschhornsalz (Ammoniumkarbonat)

GETRÄNKE

ERLAUBT	VERBOTEN
Kräutertee: Hagebuttenschalentee, Kamillentee, Lindenblütentee, Pfefferminztee, Chinesischer Tee, leichter Aufguß	Starker Bohnenkaffee Starker Schwarztee *Alkohol*, hochprozentig (Branntwein 32—45%, Liköre, auch Kräuterliköre)
Mineralwasser (Fachinger, Appolinaris)	*Fruchtsaftgetränke* mit Kristallzucker wie Sinalco, Bluna. *Limonaden* *Cola-Getränke*

Mit ärztlicher Erlaubnis

Natur-Rotwein
Diabetiker-Bier (Diät-Pils)
Diät-Sekt mit Fruchtzucker (Rademann), Bohnenkaffee

Die in vorliegender Aufstellung erlaubten, industriellen Erzeugnisse sind zum größten Teil aufgrund der »Grünen Liste 1967«, herausgegeben vom Verband der Diätetischen Lebensmittel-Industrie e. V., Frankfurt a. M., angeführt. Sie entsprechen somit der Verordnung über diätetische Lebensmittel vom 20. Juni 1963.

Lisa Mar

KÜCHENREZEPTE

Erläuterung der Abkürzungen:

BE = Brot-Einheit, E = Eiweiß, El = Eßlöffel, F = Fett, g = Gramm, Tl = Teelöffel, 1/8 l = 1 kleine Tasse, 1/10 l = ca. 6 El.
Wenn Bioghurt nicht zu haben ist, so ist dafür nicht Joghurt, sondern Sauermilch zu verwenden. Wo Bioghurt-Magerquark nicht zu haben ist, ist stattdessen normaler Magerquark zu verwenden.

Alle Rezepte sind für eine Person berechnet, ausgenommen Rez. 146—154 für Vollkorngebäck, Marmeladen und Rez. Nr. 96—99, Einsäuern. Für Diabetiker sind jeweils die Broteinheiten (BE) angegeben.

Obst- und Gemüsesäfte

1 GRÜNBLATTSÄFTE (*½ BE)*

6 El Saft, 3 El Apfelsaft.

Einwandfreie gewaschene Blätter von Spinat, Kopfsalat, Endivien und Gewürzkräutern eignen sich dazu. Niemals die äußeren großen Blätter verwenden, weil sie am meisten mit chemischen Spritzmitteln behaftet sind, Apfel schälen. Spinatblätter nur verwenden, wenn weder Nierenleiden noch Rheuma vorliegen.

2 GRÜNBLATT-BIOGHURT (*4,8 g E, 5 g F, ½ BE*)

6 El Saft mit 1 Becher Bioghurt oder 1/8 l Sauermilch mischen.

3 MÖHREN-BIOGHURT *(0 BE)*

6 El Möhrensaft mit 1 El Bioghurt flüssig vermischen.

4 APFEL-SELLERIE-BIOGHURT *(5 g E, 5 g F, 1 BE)*

3 El Apfel-Auslese und 3 El Selleriesaft mit 1 Becher (150 g) Bioghurt mischen.

5 SANDDORN-SELLERIE-BIOGHURT *(5 g E, 5 g F, 1 BE)*

3 El Selleriesaft, 1 El Sanddorn-Vollfrucht ungesüßt, 1 Tl Fruchtzucker, 1 Becher (150 g) Bioghurt.

6 HEIDELBEER-BIOGHURT *(5 g E, 5 g F, 1 BE)*

1 Becher (150 g) Bioghurt, 1 El Donath Heidelbeer-Vollfrucht.

Änderung: $^1/_4$ l Buttermilch, 2 El Heidelbeer-Vollfrucht (9 g E, 0 g F, 1 BE).

7 SCHWARZE-JOHANNISBEER-BIOGHURT *(5 g E, 5 g F, 1$^1/_2$ BE)*

1 Becher (150 g) Bioghurt, 5 El Donath Schwarze Johannisbeere mit Fruchtzucker.

Änderung: $^1/_8$ l Buttermilch, 5 El Donath Schwarze Johannisbeere mit Fruchtzucker (5 g E, 0 g F, 1$^1/_2$ BE).

8 SANDDORN-SOJA-BIOGHURT *(7 g E, 5 g F, 1 BE)*

1 Becher (150 g) Bioghurt, 1 El Donath Sanddorn-Vollfrucht ungesüßt, 1 Tl Fruchtzucker und 1 gestrichener El Sojamehl halbfett (Hensel); Sojamehl mit Fruchtsaft glattrühren, mit Fruchtzucker in die Bioghurt-Milch einrühren: Aufbau-Kraft-Trunk à la Ringberg-Klinik Dr. Issels.

Rote-Bete-Saft-Getränke

Um 100 ccm Rote-Bete-Saft zu gewinnen, benötigt man ca. 220—250 g frische Knollen, geschält gewogen. Es ist besser, nicht mehr als 250 g auf einmal zu entsaften, weil dann die Knollen sehr gut ausgenützt werden. Je mehr man nacheinander ohne Unterbrechung in das Gerät gibt, um so geringer ist die Saftausbeute. Müssen größere Mengen hergestellt werden, so empfiehlt es sich, vor dem Entleeren der Trommel einen kleinen Schuß Wasser durchlaufen zu lassen, so daß noch weitere Inhaltsstoffe aus dem Preßrückstand gezogen werden.

Für Diabetiker ist der Kohlenhydratgehalt anzurechnen: 1 BE = 200 g. Wenn die Roten Rüben lange gelagert waren, ist die Saftausbeute nicht mehr lohnend.

Auch aus gekochten Roten Rüben kann Saft gewonnen werden, falls, wie in Frankreich, Rote Rüben kaum roh zum Verkauf gelangen. So hergestellter Saft schmeckt sehr angenehm. Außerdem gibt es den »Rote Bete-Saft« fertig in Flaschen pasteurisiert (Pflanzensaftwerk Schoenenberger) und als »Rote Bete-Most« milchsauer vergoren (Eden), beide im Reformhaus.

Um die Flüssigkeitszufuhr bei regelmäßigem Gebrauch zu verringern, kann man Rote-Bete-Pulver (Schoenenberger) einfach in Flüssigkeit einrühren. Auch dieses auf kaltem Wege getrocknete Pulver muß für Diabetiker berechnet werden: 1 BE = 18 g.

Auch durch Verwendung von Fink-Instant-Magermilch-Pulver, das sich sofort auflöst, kann Flüssigkeit eingespart und gleichzeitig Eiweiß und Milchzucker zugefügt werden. So können fettfreie Milchmischgetränke hergestellt werden. Fink-Instant muß für Diabetiker ebenfalls wie jede Milch angerechnet werden: 24 g = 1 BE. Wo Fettarmut nicht vorgeschrieben ist, lassen sich zu solchen Getränken an hochungesättigten Fettsäuren reiche Heil- und Speiseleinsaat Linusit oder Dr. Grandels Weizenkeime dazumischen, sämtlich Träger hochungesättigter Fettsäuren.

Zur Anreicherung mit Vitamin C kann Zitronensaft oder Sanddorn-Vollfrucht ungesüßt dazu gegeben werden.

9 ROTE-BETE-ZITRONE *(½ BE)*

6 El Rote-Bete-Saft frisch oder Schoenenbergers Rote Bete mit 1 El Zitronensaft mischen, verquirlen.

10 ROTE-BETE-SANDDORN-VOLLFRUCHT *(½ BE)*

6 El Rote-Bete-Saft mit 1 El Sanddorn-Vollfrucht ungesüßt verquirlen.

11 ROTE-BETE-SAUERKRAUTSAFT *(½ BE)*

6 El Rote-Bete-Saft mit 3 El Sauerkrautsaft mischen.

12 ROTE-BETE-BIOGHURT I *(5 g E, 5 g F, 1 BE)*

6 El Rote-Bete-Saft mit 1 Becher (150 g) Bioghurt verquirlen.

13 ROTE-BETE-QUARK-BUTTERMILCH *(10 g E, 2 g F, 1 BE)*

6 El Rote-Bete-Saft mit 1/8 l Buttermilch, 1 El Bioghurtmagerquark und 1 El Linusit verrühren.

14 ROTE-BETE-QUARK-MAGERMILCH *(9 g E, 2 g F, 1 1/2 BE)*

In 2/10 l Rote-Bete-Saft 12 g (2 El) Trocken-Magermilchpulver einrühren, 1 El Bioghurt Magerquark und 1 El Linusit damit glattrühren.

15 ROTE-BETE-QUARK-MAGERMILCH MIT WEIZENKEIMEN *(9 g E, 0,5 g F, 1 1/2 BE)*

In 2/10 l Rote-Bete-Saft 12 g Instant-Magermilchpulver einrühren, 1 El Bioghurt-Magerquark und 1 El Dr. Grandels Weizenkeime damit glattrühren.

Rote-Bete-Pulver-Getränke

Das Rote-Bete-Pulver (Schoenenberger) immer zuerst mit einigen Tropfen Flüssigkeit klümpchenfrei anrühren, dann restliche Flüssigkeit auffüllen und verrühren. 1 BE = 18 g.

16 ROTE-BETE-APFELSAFT *(1 BE)*

9 g (1 El) Rote-Bete-Pulver mit 6 El Apfelsaft-Auslese vermischen.

17 ROTE-BETE-LINUSITSCHLEIM *(1/2 BE)*

9 g (1 El) Rote-Bete-Pulver mit 1/8 l warmem Linusitschleim und 1 Tl Fruchtzucker verrühren, besonders geeignet für Leber-Galle-Empfindliche.

18 ROTE-BETE-BIOGHURT II *(5 g E, 5 g F, 1 1/2 BE)*

9 g (1 El) Rote-Bete-Pulver mit 1 Becher (150 g) Bioghurt verquirlen.

19 ROTE-BETE-BUTTERMILCH *(5 g E, 1 BE)*

9 g (1 El) Rote-Bete-Pulver mit 1/8 l Buttermilch verrühren.

Salat-Sossen

Um mit einer Tagesfettmenge von 60—80 g haushalten zu können, dürfen zur Salatsoße für eine Person höchstens 5 g Fett verwendet werden. Darum sind die vorgeschriebenen Fettmengen genau einzuhalten.

Die Soße soll immer schon fertig sein, ehe der Salat zerschnitten oder gerieben ist, damit der vitaminzerstörende Luftsauerstoff nicht so schnell in die Schnittflächen eindringen kann.

Essig oder Zitrone?

Im allgemeinen wird für Diätzwecke das Säuern mit Zitronensaft vorgezogen, weil damit zugleich Vitamin C, Mineralsalze und Fermente zugeführt werden. Der Essig wird vielfach als gesundheitsgefährlich angesehen. Klinische Befunde haben aber erwiesen, daß bei maßvoller Verwendung von Gärungsessig (Weinessig, Obstessig) keine schädlichen Wirkungen auf die Blutzusammensetzung oder auf die Harnwege zu erkennen sind. Für Diätzwecke ungeeignet ist der Holzessig, ein Destillationserzeugnis, das nicht wie der Weinessig Fermente und Aromastoffe aufweist. Der aus Essigessenz gewonnene Essig sollte also in die Diätküche keinen Eingang finden.

Die Essigsäure ist wie die Fruchtsäure der Zitrone eine organische Säure: sie wird im Körper zu Kohlensäure und Wasser verbrannt, so daß sie eine Schädigung der Niere und Harnwege nicht verursachen kann. Bei übermäßiger Produktion von Magensäure jedoch ist Essig durch Zitrone zu ersetzen.

Beim Einkauf achte man darauf, daß es sich nicht um einen Essig handelt, der nur zu 10 oder 20% aus Weinessig besteht, sondern man verlange echten Weinessig, z.B. »Hensels Weinessig« (aus Rotwein) oder »Obstessig« aus dem Saft ganzer ungespritzter Äpfel.

20 ÖLSOSSE *(5 g F)*

1 Tl Sonnenblumen-Kaltpreßöl oder 1 Tl Vitaminöl, 1 Tl Zitronensaft oder ½ Tl Weinessig oder Apfelessig. Bei Verwendung von Essig noch 1 Tl Wasser hinzufügen.

Verrühren, bis die Mischung milchig-trüb wird. 1 Tl feingeschnittene Zwiebel und ½ zerdrückte Knoblauchzehe dazugeben.

21 ÖL-KRÄUTERSOSSE *(5 g F)*

Der Ölsoße Nr. 20 noch 1 El feingeschnittene Gartenkräuter wie Estragon, Dill, Pimpinelle, Zitronenmelisse untermischen.

Im Winter getrocknete Kräuter nehmen.

22 TOMATEN-KRÄUTERSOSSE *(5 g F)*

In die Ölsoße Nr. 20 1 Tl stark eingedicktes Tomatenmark rühren. Paßt zu grünen Salaten, Krautsalat usw.

23 GERVAIS-MAYONNAISE OHNE EI *(4 g E, 5 g F)*

1/4 Carré Gervais, 1 Tl Zitrone, 1 El Apfelsaft, 1 El Wasser, 1 Tl Instant-Trockenmagermilch. Gervais und Zitrone mit dem Apfelsaft glattrühren, Wasser zugeben, Magermilchpulver einstreuen, glattrühren. Zu Wurzelsalaten.

24 GERVAIS-MEERRETTICH-MAYONNAISE OHNE EI *(4 g E, 5 g F)*

1/4 Carré Gervais, 1 Tl Donath Sanddorn-Vollfrucht ungesüßt, 1 Tl Fruchtzucker, 2 El Buttermilch oder 2 El Wasser und 1 Tl Trocken-Magermilchpulver, 1 Tl frisch geriebener Meerrettich. Gervais mit Sanddorn und Fruchtzucker glattrühren, Meerrettich zugeben, dann Wasser, zuletzt Milchpulver untermischen. Zu Wurzelsalaten, zu gekochtem Fisch.

25 GERVAIS-TOMATEN-MAYONNAISE OHNE EI *(4 g E, 5 g F)*

1/4 Carré Gervais, 1 Tl Zitrone, 1 El Donath Apfel-Auslese, 1 Tl dickes Tomatenmark, 1 El Wasser, 1 Tl Fink-Instant-Magermilch. Gervais mit Zitrone und Apfelsaft sahnig rühren, Tomatenmark dazugeben, dann Wasser und Magermilchpulver einrühren.

26 ÖL-QUARKSOSSE *(4 g E, 5 g F)*

1 El Bioghurt-Magerquark, 1 Tl Sonnenblumen-Kaltpreßöl Vitaquell oder Dr. Grandels Vitaminöl, 1 Tl Zitrone, 2 El Wasser, 1 Tl Trocken-Magermilch, 1 Tl Zwiebelwürfelchen, 1 El Schnittlauch oder frische Gartenkräuter. Bioghurtquark, Öl und Zitrone sahnig rühren, mit Wasser verdünnen, Magermilchpulver und die Würkräuter dazurühren.

27 NUSS-QUARKSOSSE *(6 g E, 3 g F)*

1 Tl Hasel-Nuxo, 1 Tl Zitrone, 1 El Bioghurt-Magerquark, 2 El Wasser, 1 Tl Instant-Magermilch. Hasel-Nuxo mit dem Zitronensaft glattrühren, den Quark und das mit dem Milchpulver verquirlte Wasser dazugeben, zu sahneartiger Konsistenz verrühren. Zu Rohkost von Möhren, Roten Beten, Rettich.

28 SOJA-QUARKSOSSE *(6 g E, 6 g F)*

1 gehäufter Tl (5 g) Vollsojamehl, 2 El Wasser, 1 Tl Zitrone, 1 El Bioghurtquark (mager), 1 Tl Sonnenblumen-Kaltpreßöl oder Vitaminöl. Vollsojamehl mit Wasser und Zitrone zu einem klümpchenfreien Brei anrühren, Öl und Quark sorgfältig damit vermischen, nochmals 1 El Wasser dazugeben, rühren bis zu sahnenartiger Konsistenz. Würzen nach Belieben mit Zwiebel, Knoblauch, Kräutern.

29 SOJA-QUARK-TOMATEN-SOSSE *(6 g E, 6 g F)*

Zusammensetzung und Zubereitung wie Nr. 28, außer Zwiebeln noch 1 Tl dickes Tomatenmark zusetzen.

30 SAUERKRAUT-SOSSE *(5 g F)*

2 El Sauerkrautsaft, 1 Tl Sonnenblumen-Kaltpreßöl oder Vitaminöl, 1 Tl Zwiebelwürfelchen, etwas Knoblauch und frische Kräuter. Sauerkrautsaft und Öl verquirlen, würzen. Gut zu Wurzel-Rohkost (Rote Bete, Möhren) und zu grünen Salaten.

Fettarme Salat-Soßen

31 BUTTERMILCH-SOSSE, FETTFREI *(1 g E)*

3 El Buttermilch, 1 Tl Zitrone oder Weinessig, 1 Tl Kräuter oder Zwiebeln. Alles gut mischen.

32 QUARK-SOSSE, FETTFREI *(5 g E)*

1 El Bioghurtmagerquark mit 3 El Wasser, in dem 1 Tl Magermilchpulver aufgelöst ist, sahnig rühren, mit 1 Tl Zitrone und Kräutern oder Zwiebelwürfelchen würzen.

33 SAUERMILCH-SOSSE *(1 g E, 1 g F)*

2 El Sauermilch, 1 Tl Zitrone, Kräuter nach Jahreszeit oder etwas Sesam-Würze Homa-Vita, Zwiebelwürfelchen. Alles gut mischen.

34 BIOGHURT-SOSSE *(1,5 g E, 2 g F)*

1 El Bioghurt, 1 Tl Zitrone, Kräuter nach Jahreszeit oder etwas Sesam-Würze Homa-Vita. Alles gut verquirlen.

35 BIOGHURT-TOMATEN-SOSSE *(1,5 g E, 2 g F)*

Wie Rezept 34, noch 1 Tl stark eingedicktes Tomatenmark einrühren.

36 SOJA-TOMATEN-SOSSE *(3 g E, 2 g F)*

1 Tl Vollsojamehl mit 2 El Sauermilch glattrühren, 1 Tl Zitrone oder Weinessig dazugeben, ferner 1 Tl dickes Tomatenmark und ½ Tl Fruchtzucker. Schnittlauch oder Petersilie zuletzt untermischen.

Frische Blattsalate

Die Soße sollte stets vor dem Zerkleinern der Salate angerichtet werden. Die Vielfalt der Salatsoßen erlaubt eine große Abwechslung. Von den für jeden Salat als besonders geeignet angeführten Soßen ist jeweils die zuletzt genannte fettarm. Gibt man 2 oder 3 Salate zu einer Mahlzeit, so ist mindestens ein Salat fettarm anzurichten.

37 ENDIVIEN ODER CHICORÉE

Den gewaschenen Salat in Streifen scheiden. Gut abgetropft anrichten
mit der Öl-Kräutersoße Nr. 21 oder
mit der Tomaten-Kräutersoße Nr. 22 oder
mit der Soja-Quarksoße Nr. 28 oder
mit der Bioghurt-Soße, fettarm, Nr. 34

38 FELD- ODER ACKER-SALAT

Mindestens dreimal waschen, abgetropft anrichten
mit der Öl-Kräutersoße Nr. 21 oder
mit der Buttermilch-Soße, fettfrei, Nr. 31 oder
mit der Bioghurt-Soße, fettarm, Nr. 34.

39 KOPF-SALAT

Nach dem Waschen die Blätter etwas zerreißen, sehr dicke Rippen ausschneiden, abgetropft anrichten wie Nr. 38.

40 KRESSE-SALAT

Brunnenkresse muß besonders sorgfältig gewaschen werden, ebenso die Gartenkresse. Brunnenkresse wird ihrer Schärfe wegen meist mit anderen Salaten gemischt. Abgetropft anrichten wie Nr. 38.

41 SAUERKRAUT-SALAT

Rohes Reform-Sauerkraut (150 g) kann, wenn es etwas zerschnitten wurde, ohne jede Zutat gegeben werden, es kann aber auch wie Nr. 38 angerichtet werden.

*Gemüse-Salate**

42 BLUMENKOHL-SALAT

Den in kleine Rosen zerteilten, gewaschenen Blumenkohl fein zerkleinern, sofort anrichten

mit Gervais-Mayonnaise Nr. 23 oder
mit Tomaten-Kräutersoße Nr. 22 oder
mit Soja-Tomaten-Soße, fettarm, Nr. 36.

43 FENCHEL-SALAT (*40 g = 1/3 BE*)

Die markartigen Stengel und die äußeren harten Blätter entfernen, das zarte grüne Kraut abschneiden und zur Soße verwenden, die geviertelten Knollen in sehr feine Streifen schneiden, anrichten wie Nr. 42.

44 GURKEN-SALAT

Bei zarten, ungespritzten Gurken die vitaminreiche Schale mitverwenden, sonst schälen. Nicht einsalzen, da wertvolle Stoffe dabei verloren gehen. In Scheiben geschnitten anrichten

ohne jede Zutat, höchstens mit etwas Fruchtzucker bestreut oder
mit Öl-Quarksoße Nr. 26 oder
mit Soja-Quarksoße Nr. 28 oder
mit Bioghurt-Soße, fettarm, Nr. 34 vermischen.

45 PAPRIKASCHOTEN-SALAT

Sowohl die grünen wie die gelben und die roten Schoten können zu Salaten verarbeitet werden. Besonders mild, fast süß, schmeckt die Tomaten-Paprika. Das Samenhaus muß herausgeschnitten werden, nach raschem kalten Abspülen kann der in Streifen geschnittene Salat mit viel Zwiebeln und der Ölsoße Nr. 20 angerichtet werden.

---

* Für Diabetiker mit Angabe der nur für einzelne Salatsorten anrechnungspflichtigen Broteinheiten (BE) für eine Portion.

46 GEMÜSESÜLZE NACH HAUSFRAUENART

2 Likörgläser Naturweinessig mit $\frac{1}{4}$ l Wasser und 2 EL Apfelsaft verrühren. 5 Senfkörner, 1 kleines Lorbeerblatt, 1 kleine Zwiebel, in die 2 Gewürznelken eingesteckt sind, 1 Messerspitze Ingwerpulver und 3 oder 4 Pfefferkörner in dieser Essig-Lösung heiß werden lassen, durch ein engmaschiges Sieb geben und den Gewürzsud noch mit 1 TL gekörnter Brühe oder 1 TL Hefeextrakt würzen. Den Gewürzsud heiß halten und 1 TL (8 g) Agar-Agar, pulverisiert, einrühren. Die Flüssigkeit soll ungefähr 60°C haben. Vorbereitete Schälchen werden zunächst mit ein wenig Agar-Agar ausgegossen, die Masse muß dauernd warm gehalten werden, da sie schnell erstarrt. Auf diese Lage Agar-Agar ordnet man vorbereitetes, abgekochtes Gemüse an: Blumenkohlröschen, Möhren- und Selleriescheiben, Rote-Rüben-Streifen, ein paar grüne Bohnen und sonstige in dieser Diät erlaubte Gemüse (vgl. Frage 128). Darüber wird wieder Agar-Agar gegossen. Die Sülze wird nun mit feingehackten grünen Kräutern garniert und kühlgestellt.

Wurzel-Salate

47 KAROTTEN- ODER MÖHREN-SALAT (*40 g = $\frac{1}{4}$ BE*)

Die Karotten mit dem Sparmesser fein schälen, grob oder fein zerkleinern, sofort anrichten

mit Gervais-Meerrettich-Mayonnaise Nr. 24 oder
mit Nuß-Quark-Soße Nr. 27 oder
mit Bioghurt-Soße, fettarm, Nr. 34.

48 KOHLRABI-SALAT

Die dünn abgeschälten, gewaschenen Kohlrabi grob oder fein zerkleinern und sofort anrichten wie Nr. 47 (Karotten).

49 RETTICH (WEISSER, ROTER, SCHWARZER)

Nach Entfernen der Würzelchen und sparsamem Abschaben kalt abspülen, grob oder fein zerkleinern und anrichten

mit Öl-Soße Nr. 20 oder
mit Soja-Quark-Soße Nr. 28 oder
mit Sauermilch-Soße, fettarm, Nr. 33.

50 ROTE-BETE-SALAT (*40 g = ¼ BE*)

Eine Knolle schälen, rasch kalt abspülen, grob oder fein zerkleinern und sofort in die vorbereitete Soße geben wie Nr. 47 (Karotten).

51 SELLERIE-SALAT (*40 g = ¼ BE*)

Die sauber geschälte Knolle kurz kalt überspülen, grob oder fein zerkleinern, sofort anrichten (am besten direkt in die Soße reiben oder raffeln)
mit Öl-Quark-Soße Nr. 26 oder
mit Nuß-Quark-Soße Nr. 27 oder
mit Buttermilch-Soße, fettfrei, Nr. 31.

Frische gemischte Salate

52 CHICORÉE-MANDARINEN-APFEL-SALAT (*1 BE*)

1 kleinen Kolben Chicorée, in Streifen geschnitten, 1 Mandarine, in Schnitze zerlegt, 1 kleinen Apfel, geschält, vom Kernhaus befreit und in kleine Scheiben geschnitten oder grob geraspelt, mischen und mit Gervais-Tomatenmayonnaise (Nr. 25) anrichten.

53 CHICORÉE-ROTE-BETE-SALAT (*¼ BE*)

Eine kleine gekochte Rote Rübe, in Scheiben geschnitten und in Weinessig und Zwiebelringen über Nacht mariniert, mit einem Kolben Chicorée, in Streifen geschnitten, mischen (zuvor aus der Marinade nehmen und abtropfen lassen), anrichten
mit Öl-Kräutersoße mit Weinessig Nr. 21 oder
mit Buttermilch-Soße, fettfrei, Nr. 31

54 ENDIVIEN-SELLERIE-SALAT (*¼ BE*)

Unter die in Streifen geschnittene Endivie ein kleines Stück fein zerkleinerte Sellerieknolle mischen, sofort anrichten
mit Öl-Kräutersoße Nr. 21 oder
mit Bioghurt-Soße, fettarm, Nr. 34.

55 GURKEN-PAPRIKA-SALAT

¼ Gurke in Scheiben schneiden und mit einigen hauchdünnen Scheiben roter Paprikaschote vermischen. Mit Öl-Kräutersoße Nr. 21 oder Bioghurtsoße Nr. 34 anrichten.

Besonders pikant ist der Salat, wenn in Essig eingelegte Streifen von Paprika unter die Gurkenscheiben gemischt werden.

56 KOPFSALAT MIT GURKEN

Etwa 100 g Gurkenscheiben mit Kopfsalat mischen, anrichten wie Nr. 54.

57 BUNTER SAUERKRAUT-SALAT *(1 BE)*

Unter 100 g zerschnittenes Reform-Sauerkraut einen kleinen geschälten, grob zerkleinerten Apfel, ein oder zwei in Scheiben geschnittene Kräutergürkchen oder milchsaure Gürkchen, ein wenig geriebene Möhren und Sellerie mischen und sofort anrichten wie Nr. 54 (Endivien-Sellerie). Wacholderbeeren, die im Kraut vorhanden sind, werden zerdrückt und unter die Soße gemischt.

Vollkorn-Müsli-Rezepte

58 KRAFTKORN-SCHROT-MÜSLI *(7 g E, 6 g F, 2½ BE)*

2 El (19 g) Donath Kraftkorn mit 3 El Wasser einweichen. Nach 8—12 Stunden Quelldauer mit 1 Tl Sanddorn-Vollfrucht, ungesüßt, und 1 Tl Fruchtzucker verrühren, 1 kleinen Apfel (ca. 100 g), geschält, grob hineinraspeln, mit 1 Becher (150 g) Bioghurt verrühren, mit 1 Tl Linusit überstreuen. Da Kraftkorn mit unversehrtem Keim geschrotet ist, entwickelt es beim Quellen zusätzlich Vitamin B_1.

Änderung: statt 1 Becher Bioghurt kann 1 El Bioghurt-Quark mit 3 El Wasser gemischt zugegeben werden. Der BE-Gehalt vermindert sich dabei auf 2 BE, der Fettgehalt auf 2 g.

Anstelle von 100 g Äpfeln können 100 g Aprikosen
oder 100 g Heidelbeeren
oder 130 g Orangen ohne Schale
oder 150 g Erdbeeren
oder 170 g Himbeeren
oder 60 g Bananen ohne Schale genommen werden.

59 SECHSKORN-MÜSLI *(6 g E, 6 g F, 3 BE)*

2 El (27 g) Donath Sechskorn mit 4 El Wasser einweichen und 10—12 Stunden quellen lassen. Dann 1 Tl Sanddorn-Vollfrucht ungesüßt oder 1 Tl Zitrone einrühren, ferner 1 Tl Fruchtzucker; in diesen Brei einen

geschälten Apfel grob hineinraspeln, mit 1 Becher (150 g) Bioghurt verrühren, 1 Tl Linusit darüberstreuen.

Änderung: Wie bei Rezept Nr. 58, der BE-Gehalt verringert sich dabei auf 2½ BE, der Fettgehalt auf 2 g.

60 HAFERFLOCKEN-MÜSLI *(7 g E, 8 g F, 2½ BE)*

2 El (18 g) Donath Haferflocken mit 3 El Wasser kurze Zeit einweichen (kann auch unterbleiben, da Flocken vorbehandelt sind), dann mit 1 Tl Sanddorn Vollfrucht ungesüßt oder 1 Tl Zitrone und 1 Tl Fruchtzucker verrühren, 1 kleinen geschälten Apfel (ca. 100 g) grob in diesen Brei hineinraspeln, mit 1 Becher (150 g) Bioghurt verrühren, 1 Tl Linusit darüberstreuen.

Änderung: Wie bei Rezept Nr. 58, der BE-Gehalt vermindert sich dabei auf 2 BE, der Fettgehalt auf 4 g.

Früchte nach Wahl wie in Rezept Nr. 58.

61 KOLLATH-FRÜHSTÜCK *(4 g E, 4 g F, 3 BE)*

3 El (28 g) Kollath-Vollwertflocken mit 3 El Wasser kurze Zeit einweichen, was auch unterbleiben kann, danach mit 1 Tl Sanddorn-Vollfrucht ungesüßt oder 1 Tl Zitrone verrühren, 1 Tl Fruchtzucker hinzufügen, in diesen Brei 1 kleinen geschälten Apfel (ca. 100 g) grob hineinraspeln und 1 Becher Bioghurt hinzufügen, zuletzt mit 1 Tl Linusit überstreuen.

Änderung: Wie bei Rezept Nr. 58, der BE-Gehalt vermindert sich dabei auf 2½ BE, der Fettgehalt auf 2 g.

Früchte nach Wahl wie in Rezept Nr. 58.

62 LINUSIT-QUARK-MÜSLI *(13 g E, 6 g F, 1 BE)*

1 El Linusit mit 3 El Wasser kurze Zeit quellen lassen (aber nicht über Nacht!), mit 1 Tl Zitrone oder Sanddorn-Vollfrucht ungesüßt und ⅛ l Frischmilch verrühren, 2 El Bioghurt-Magerquark und eine halbe mit der Gabel zerdrückte Banane (ca. 30 g) gut damit verrühren. Mit 1 Tl Fruchtzucker süßen.

Änderung: anstelle von Frischmilch ⅛ l (1 Tasse) Wasser, mit 2 El Trocken-Magermilch verrühren. Der Fettgehalt vermindert sich dadurch auf 2 g. Früchte nach Wahl wie bei Rezept Nr. 58.

Diät-Suppen

63 LINUSIT-KURGETRÄNK *(0 BE)*

Dieses Getränk bildet in der Ringberg-Klinik von Dr. Issels den Auftakt für den Tagesbeginn. Es gehört zum Kurplan, ¾ l davon im Laufe des Vormittags zu trinken. Es regelt die Verdauung und unterstützt die häufig darniederliegende Speichelbildung.

2 El Linusit in ½ l kaltem Wasser zum Kochen aufsetzen. Ein Gefäß von mindestens 1 l Fassungsvermögen nehmen, weil Linusit wie Milch überschäumt, also dabeibleiben, rühren, Hitze notfalls drosseln. Nach 4 Minuten Kochen vom Feuer nehmen, nicht durchsieben, 1 EL Milchzucker zufügen. Es ist wichtig, daß die Leinsamenkörnchen, die nach dem Kochen ganz weich sind, mitverzehrt werden, weil sie wertvolle Stoffe für die Gesundung enthalten.

Da Leinsamen beim Kochen zäh am Kochgeschirr festklebt, empfiehlt sich die Verwendung eines mit Kunststoff beschichteten Stielpfännchens von etwas über einem Liter Fassungsvermögen (Typ Ritter Aluminium, außen feuerversiegelt, innen Teflon-finish, kratzfest, Durchmesser 16 cm). Überkochen wird verhindert, wenn man den Leinsamen kalt auf die Sparflamme gibt. Nach 20 Minuten ohne Rühren ist der Schleim fertig. Er kann nach Belieben verdünnt werden.

64 SECHSKORN-SUPPE *(4 g E, 4 g F, 2 BE)*

2 gehäufte El (ca. 27 g) Donath-Sechskorn mit 6 El Wasser einige Stunden quellen lassen, dann unter Rühren kurz aufkochen oder auf Sparflamme ausquellen lassen, ohne zu rühren, vom Feuer ziehen, ⅛ l Milch und 2 El Heidelbeer-Vollfrucht einrühren. Gegen Verstopfung.

Änderung: Statt Milch ⅛ l Wasser zugeben, mit 2 El Tomatenmark würzen. (1½ BE).

65 KARTOFFEL-KRÄUTER-SUPPE *(4 g E, 5 g F, 2½ BE)*

2 mittelgroße geschälte Kartoffeln (120 g) vierteln, mit einem Stück Lauch (Porree) und einem kleinen Stück geschälter Sellerieknolle garen, dann pürieren. ⅛ l Buttermilch oder ⅛ l Wasser, in dem 1 Eßlöffel Instant-Magermilch aufgelöst ist, hinzufügen, heiß werden lassen, 5 g Vitaquell einrühren, 2 El fein zerschnittenes Kerbelkraut oder eine Mischung von zerschnittener Petersilie, Estragon, Dillkraut oderSchnittlauch und 1 El Dr. Grandels Weizenkeime dazugeben.

Änderung: $\frac{1}{4}$ l Wasser, $\frac{1}{8}$ l Buttermilch, 5 g Vitaquell und 1 Tl Hefewürze heiß werden lassen, in Porzellan- oder Glasschüssel gießen, 30 g Pfanni-Püree mit dem Schneebesen einrühren, zuletzt die Kräuter dazugeben. (4,5 g E, 8,5 g F, 2$\frac{1}{2}$ BE).

Änderung, fettarm: $\frac{3}{8}$ l Wasser, 12 g Trocken-Magermilch miteinander verrühren, 5 g Vitaquell, 1 Tl Hefebrühwürfel dazugeben und erhitzen, 30 g Pfanni-Püree einrühren, zuletzt die Kräuter dazugeben. (5 g E, 4 g F, 2$\frac{1}{2}$ BE).

66 REIS-GEMÜSESUPPE (*mit Eigelb oder Butter 5 g F, 1$\frac{1}{2}$ BE*)

1 gehäufter El (25 g) Avorio-Reis wird in $\frac{3}{8}$ l kaltem Wasser zum Ausquellen aufs Feuer gebracht. Sobald die Körner schön aufgegangen und weich sind, wird $\frac{1}{10}$ l Frischgemüsepreßsaft daran gegeben und das Ganze mit gekörnter Brühe gewürzt. Je nach erlaubter Fettmenge können jetzt 5 g frische Butter oder Vitaquell ohne weiteres Erhitzen zugesetzt werden, oder es wird vorsichtig 1 verguirltes Eigelb eingerührt.

67 SPARGEL-CREMESUPPE (*rund 6 g F, $\frac{1}{2}$ BE*)

100 g geschälter Suppenspargel wird in etwa 2 cm lange Stücke geschnitten und in $\frac{1}{2}$ l kochendem Wasser angesetzt. Nach dem Garwerden streicht man die Suppe durch ein Sieb oder püriert sie im Mixer.

5 g Mehl mit etwas kalter Milch glattrühren und dann in der Suppe einmal aufkochen lassen, 1 Eigelb mit etwas kalter Milch verquirlen und langsam in die Suppe einrühren, nicht mehr aufkochen lassen. Mit gekörnter Brühe würzen.

Über gerösteten Brotschnitten anrichten.

68 BUCHWEIZENGRÜTZE MIT TOMATEN (*rund 5 g F, 2 BE*)

30 g (2 El) grobe Buchweizengrütze in $\frac{1}{4}$ l kaltem Wasser, dem $\frac{1}{2}$ Tl gekörnte Brühe zugesetzt wird, locker ausquellen lassen (etwa 25 Minuten Kochzeit). Inzwischen 200 g Tomaten abziehen, in Viertel oder Achtel schneiden, in 5 g Vitaquell unter Zugabe von 2—3 El Wasser dünsten, bis sie zerfallen sind. Mit gehackter Petersilie vermischen und kurz vor dem Garwerden der Grütze mit dieser verrühren und durchziehen lassen.

Ein pikantes Abendessen für Gesunde und Kranke!

69 HIRSEBREI SÜSS, MIT FRUCHTSAFT *(rund 4 g F, 3 BE)*

30 g (2 El) Hirse auf einem Sieb kalt abspülen, in 1/4 l Flüssigkeit (halb Wasser, halb Milch) kalt aufs Feuer bringen und nach dem Ankochen, genau wie Reis, an warmer Herdstelle trocken ausquellen lassen. Mit 1 El Fruchtzucker verrühren, solange noch etwas Flüssigkeit vorhanden ist. Vorsicht, Hirse kocht leicht über! Dieser süße Brei schmeckt wundervoll, wenn er mit reichlich rotem Johannisbeer-Süßmost (mit Fruchtzucker) übergossen wird.

Warme Soßen

Das Anrösten von Mehl zusammen mit Fett stellt an die Verdauungsorgane höchste Ansprüche. Bekömmlicher sind die Soßen, die mit kalt verquirltem Mehl zubereitet werden. Statt der vitalstoffarmen Stärkemehle wird Weizenmehl Type 550 oder Achimer Spezialmehl für die Reformküche genommen.

70 BÉCHAMELSOSSE *(6 g E, 5 g F, 1 BE)*

1 Tl Mehl (8 g) und 1 Tl Vollsojamehl mit wenig kaltem Wasser oder kalter Gemüsebrühe klümpchenfrei anrühren, in 1/4 l kochende Flüssigkeit (1/2 Buttermilch, 1/2 Wasser) einlaufen lassen. Mit dem Schneebesen rühren und einige Minuten weiterkochen lassen. Hat man Gemüsebrühe (Spargel, Blumenkohl usw.), so wird diese mitverwendet. Mit Muskatblüte würzen. Zuletzt der Soße 1 Tl Sonnenblumenöl zugeben.

71 HOLLÄNDISCHE SOSSE *(6 g E, 11 g F, 1 BE)*

Die Béchamelsoße wird zuletzt mit einem frischen Eigelb (ca. 15 g) verquirlt.

72 CHAMPIGNON-SOSSE *(2 g E, 6 g F, 0 BE)*

1 Tl Zwiebelwürfelchen mit 1 Tl Öl hellgelb anrösten, dazu 1 El in feine Scheiben geschnittene frische oder Dosen-Champignons geben, mit 1/10 l Brühe auffüllen, zugedeckt dünsten lassen, 1 Tl Vollsojamehl mit wenig Wasser verquirlen, in die Soße einrühren und dann mit 2 El Weißwein würzen.

73 TOMATEN-SOSSE *(2 g E, 6 g F, ½ BE)*

1 Tl (8 g) Mehl und 1 Tl Vollsojamehl mit etwas kaltem Wasser glattgerührt in ¼ l kochende Gemüsebrühe unter Rühren einlaufen lassen, quirlen, bis die Soße gebunden erscheint, dann 1 El dickes Tomatenmark und 1 Tl Sonnenblumenöl einrühren, zuletzt 1 Tl Dr. Grandels Weizenkeime dazugeben, nicht mehr kochen lassen.

74 CURRY-SOSSE *(8 g E, 5 g F, 1 BE)*

Béchamelsoße nach Nr. 70 herstellen, statt mit Muskat mit ½ Tl Currypulver würzen, 2 El Apfelauslese dazugeben.

75 RIVIERA-TOMATENSOSSE *(rund 10 g F, ½ BE)*

40 g mageres Kalb- oder Rindfleisch durch den Fleischwolf drehen und mit einem kleinen Lorbeerblatt in ¼ l heißer Gemüsebrühe etwa 10 Minuten kochen lassen. Inzwischen 5 g (1 Tl) Mehl mit wenig kaltem Wasser anrühren und in die kochende Brühe einlaufen lassen, danach 30 g dickes Tomatenmark dazugeben. Die Soße darf nicht nach Mehl schmecken, es kann sogar ganz wegbleiben. Zuletzt 1 Tl Sonnenblumen-Kaltpreßöl in die fertige Soße einrühren. Man kann auch Fleischreste so verwerten.

Brotaufstriche

76 KRÄUTERAUFSTRICH *(48 g F)*

1. Art: 60 g Vitaquell mit 1 El Tomatenmark, 1 El gehackter Petersilie und 1 Tl Currypulver fest verkneten, kühlstellen.
2. Art: Noch 1 Tl Hefe-Extrakt dazugeben.

77 CHAMPIGNON-GERVAIS *(9 g E, 18 g F)*

2 frische Champignon-Pilze roh fein zerkleinern oder in kleine Streifen schneiden, mit etwas Zitronensaft beträufeln, ein Carré Gervais mit 1 El Milch glattrühren, mit dem Pilzhack gut vermischen. Für salzarme Kost ungesalzenen Gervais verwenden.

78 CAMEMBERT MIT ZWIEBELN *(10 g E, 7 g F)*

1 El Bioghurtmagerquark mit 30 g Camembert (Edelweiß) und 1 Tl Zwiebelwürfelchen gut verkneten.

79 RAHMBRIE MIT PAPRIKASTREIFEN *(6 g E, 7 g F)*

30 g Rahmbrie (Edelweiß) in feine Scheiben schneiden, Knäckebrot oder Vollkornbrot damit belegen, darüber schmale Streifen von rohen Paprikaschoten gitterförmig anordnen.

80 MEERRETTICH-GERVAIS *(9 g E, 18 g F)*

2 El frisch geriebenen Meerrettich (nicht aus der Tube!) mit ½ Tl Zitronensaft beträufeln, 1 Carré Gervais mit 1 Tl Sanddorn-Vollfrucht ungesüßt und 1 Tl Fruchtzucker durchkneten, mit dem Meerrettich vermischen.

Paßt auch als Beilage zu Fisch, blau gekocht!

Gemüse-Gerichte

Zur Schonung der Inhaltstoffe werden saftreiche Gemüse (Tomaten, Gurken, Paprikaschoten usw.) im eigenen Saft gegart, härtere Gemüse benötigen Wasserzusatz, jedoch so sparsam, daß nichts weggeschüttet werden muß. Besonders wertstoffschonend ist die Zubereitung solcher härteren Gemüse und der Kartoffeln im Dampfdrucktopf. Farbe und Aroma bleiben sehr gut erhalten, der Flüssigkeitszusatz ist minimal. Das Fett wird erst nach dem Garvorgang zugesetzt, so daß es keine nachteiligen Veränderungen erleidet.

81 AUBERGINEN (EIERFRÜCHTE) *(ca. 2 g E, 14 g F, 0 BE)*

Eine ungeschälte mittelgroße Aubergine und 2 enthäutete Tomaten würfelig schneiden. 1 große Knoblauchzehe zerdrücken und mit einer mittelgroßen würfelig geschnittenen Zwiebel in 10 g Vitagen-Speisefett hellgelb anlaufen lassen, dann das zerschnittene Gemüse dazugeben und zugedeckt dünsten lassen; zieht das Gemüse ungenügend Saft, so ist etwas heißes Wasser zuzugeben. Inzwischen 30 g frische Champignons säubern und fein blätteln, dem halbgaren Gemüse zusetzen, zugedeckt garen. Zuletzt 2 El Bioghurt und 1 El Dr. Grandels Weizenkeime darunter rühren.

Änderung: Anstelle der Champignons 100 g Reformsauerkraut, etwas zerschnitten, darunter mischen.

82 BLUMENKOHL, GEDÄMPFT (*5 g E, 5 g F, 0 BE*)

Den sorgfältig gewaschenen, in Salzwasser oder Biosmon eingelegten Blumenkohl in ganz wenig Wasser oder im Schnellkochtopf (nur 2 Minuten!) halbweich kochen, so daß er noch knusprig bleibt. Auf heißer Platte anrichten, mit 5 g frischer Butter oder Vitaquell belegen, mit gehackter Petersilie bestreuen.

83 GRÜNE BOHNEN MIT TOMATEN (*3 g E, 5 g F, 0 BE*)

100 g zarte, grüne Bohnen putzen und in schräge Streifen schneiden. 2 kleine Tomaten enthäuten und vierteln. 1 kleingeschnittene Zwiebel in 1 TL Sonnenblumen-Kaltpreßöl glasig werden lassen, das Gemüse sofort dazugeben, zugedeckt Saft ziehen lassen und nach einigen Minuten heißes Wasser nachgießen. Ein Stengelchen Bohnenkraut beifügen und im geschlossenen Topf garen lassen.

84 FENCHELGEMÜSE (*ca. 5 g E, 6 g F, 1 BE*)

Die markartigen Stengel und äußeren harten Blätter entfernen, das grüne Kraut zurückhalten. 2 kleine Knollen nach dem Waschen vierteln, in eine dünn mit Öl ausgestrichene feuerfeste Platte einsetzen und mit einer Soße aus 1 El Tomatenmark, 4 El Bioghurt oder Sauermilch und 1 El Dr. Grandels Weizenkeimen bedecken. 30—40 Minuten im Backofen dünsten lassen, mit dem grünen gehackten Kraut und Hefeflocken bestreuen.

85 GRÜNE ERBSEN (*7 g E, rund 5 g F, 1 BE*)

Zarte, junge Erbsen (100 g) in den Siebeinsatz des Schnellkochtopfes bringen und in 2—4 Minuten garwerden lassen. Mit 1 Tl Sonnenblumenöl beträufeln oder 5 g frische Butter oder Vitaquell darauf zerfließen lassen.

86 MÖHREN, GEDÄMPFT (*rund 5 g F, 1 BE*)

Die geschabten Möhren — etwa 150 g — im Schnellkochtopf in 3—6 Minuten, je nach Alter, garen oder in wenig Wasser zugedeckt weichdünsten.

Mit 5 g Öl, Vitaquell oder frischer Butter anrichten. Mit gehackter Petersilie bestreuen.

87 TOMATEN, GEDÜNSTET (*rund 3 g E, 5 g F, 0 BE*)

Die geschälten Tomaten (um sie abziehen zu können, werden die Tomaten kurze Zeit auf einem Sieb in kochendes Wasser gehalten) halbieren — etwa 200 g — und in eine feuerfeste, mit Öl bestrichene tiefe Schüssel einsetzen, etwas Wasser daran geben, zugedeckt gardünsten lassen. Mit 2—3 El Sauermilch oder Bioghurt und gehackter Petersilie anrichten.

88 LAUCHGEMÜSE (*6 g E, ca. 9 g F, 1 BE*)

150 g Lauchstangen von den losen Blättern befreien. Die festen Teile halbieren und sorgfältig waschen, in etwa 2 cm lange Stücke schneiden und in wenig Wasser gardünsten lassen oder im Dampfdrucktopf in 2 Minuten garen. Mit dem Kochwasser eine Béchamelsoße nach Rezept Nr. 70 zubereiten, dann mit Muskatblüte würzen, zum Schluß 1 El Weizenkeime einrühren.

89 LAUCHGEMÜSE MIT TOMATEN (*7 g E, rund 5 g F, 0 BE*)

100 g Lauch nach Rezept Nr. 88 vorbereiten, mit 2 mittelgroßen, in Viertel zerlegten Tomaten in wenig Wasser garen lassen. Mit dem entstandenen Saft 1/4 Gervais Carré verrühren, mit Muskatblättern würzen und das Gemüse in dieser Soße anrichten. Statt Gervais kann auch 1/2 Becher Bioghurt zur Soße verwendet werden.

90 SPARGEL, GEKOCHT (*4 g E, rund 5 g F, 0 BE*)

150—200 g zarte Spargelstangen sorgfältig schälen und die holzigen Enden abschneiden. In fingerlange Stücke schneiden, in wenig gesalzenem Wasser garen oder in 3 Minuten im Schnellkochtopf dämpfen. Sofort auf einen heißen Teller geben und 5 g frische Butter oder Vitaquell darauf zerfließen lassen. Die Brühe zu Suppen verwenden.

91 SELLERIE MIT GERVAIS ÜBERBACKEN (*4,5 g E, ca. 18 g F, 1 BE*)

1 kleine Sellerieknolle schälen und in Wasser oder im Dampfdrucktopf halbgar werden lassen, abgekühlt in etwa 1 cm dicke Scheiben schneiden. In eine feuerfeste Platte, die mit Öl ausgestrichen wurde, die Selleriescheiben schuppenförmig einlegen, mit Béchamelsoße Rez. Nr. 70, der 1/2 Carré Gervais und 1 El Dr. Grandels Weizenkeime untergemischt sind, bedecken und bei Mittelhitze überbacken.

92 TOMATEN-PAPRIKA-MISCHGEMÜSE (*3 g E, ca. 10 g F, 0 BE*)

1 reife Gurke (ca. 150 g), 2 Tomaten, eine Paprikaschote und eine kleine Zwiebel vorbereiten und würfelig schneiden. Die Zwiebelwürfel in 10 g Vitagen-Speisefett hellgelb anrösten, dann das vorbereitete Gemüse dazugeben, im geschlossenen Topf dünsten lassen, gegebenenfalls etwas Wasser angießen. Vor dem Anrichten mit 1 El Dr. Grandels Weizenkeimen verrühren.

93 MAZEDONISCHER EINTOPF MIT KALBFLEISCH (*29 g E, ca. 15 g F, 2 BE*)

1 große rote oder grüne Paprikaschote vom Samenstand befreien, rasch abspülen, in feine Streifen schneiden, 2 mittelgroße, geschälte Tomaten in Viertel zerlegen, 1 mittelgroße Möhre schaben und in Würfel schneiden. Alles zusammen im geschlossenen Topf mit wenig Wasser kurze Zeit Saft ziehen und dünsten lassen, dann 100 g in Würfel zerlegtes Kalbfleisch hineingeben. Nach etwa der halben Garzeit noch 120 g Kartoffelwürfel dazugeben. Nach dem Garen 1 Tl Zwiebelwürfel in 1 Tl Öl glasig werden lassen und dann vor dem Auftragen mit 1 El Dr. Grandels Weizenkeimen unter das Gemüse mischen.

94 SAUERKRAUTSUPPE, UKRAINISCHE ART (*20 g E, 16 g F, 0 BE*)

100 g mageres Rind- oder Hammelfleisch (Schaf) in knapp ¾ l Wasser zusammen mit einer geraspelten kleinen Möhre und einem kleinen Lorbeerblatt aufsetzen, zugedeckt halbweich werden lassen, dann 150 g etwas zerschnittenes Sauerkraut dazugeben und 1 El Zwiebelwürfelchen; wenn alles gar ist, 1 El Weizenkeime dazu geben, bei Tisch in jeden Teller 2 El Bioghurt einrühren. Die Suppe soll dick sein.

95 PIKANTER BOHNENEINTOPF (*8 g E, 4 g F, 2 BE*)

150 g saure Bohnen (nicht abwaschen!) mit 120 g Kartoffelstückchen, 100 g geschälten Tomaten und 1 Zweig Bohnenkraut mit wenig Wasser bedeckt kochen lassen, Deckel geschlossen. Wenn das Gemüse gar geworden ist, 5 g Vitaquell zusetzen.

Gesäuerte Gemüse-Gerichte

Lagerraum: Nur wo ein kühler Lagerraum zur Verfügung steht, der gut belüftbar sein muß, in welchem die Temperatur nicht über 10°C ansteigt und wo keine Frostgefahr besteht, lohnt sich das haushaltmäßige Einlegen von Sauergemüse.

Das beste derzeit auf dem Markt befindliche Gefäß zum Einsäuern ist der »Erning'sche Steinguttopf mit Wasserrille und Deckel«.* Das bei Holzfässern oder ähnlichen Behältern immer notwendige Säubern und die unvermeidlichen Materialverluste fallen hier vollkommen weg.

Der besondere Vorteil der Erning'schen Steinguttöpfe gegenüber offenen Krautfässern ist die Konstruktion des Deckelverschlusses. Hier sitzt der Deckel des Topfes in einer Wasserrille, die stets vollgefüllt sein muß, um den unerwünschten Luftzutritt zum Gärungsgut zu verhindern. Die beim Gärvorgang sich bildenden Gase nehmen ihren Weg durch einige Löcher am Deckelrand und entweichen durch die Wasserrille ins Freie. Bei diesem Vorgang geschieht es, daß die entweichenden Gase auch etwas Wasser verspritzen. Beim Abheben des Deckels zur Entnahme von Füllgut darauf achten, daß kein Wasser aus der Wasserrille in den Topf tropft und daß immer genügend Wasser in der Rille steht.

Schnelles Angären (Säuerung) bei einer Temperatur von 20—27°C *während 2 Tagen* verhindert das Auftreten einer Fehlgärung durch überall vorhandene schädigende Bakterien (Buttersäurebakterien, Hefebakterien usw.). *Gleichmäßige Vergärung* bis zur erwünschten Säuerung bei 12 bis 15°C. Mit anderen Worten: im Haushalt können die erforderlichen Temperaturen am besten in der Küche erreicht und eingehalten werden. Steigt die Temperatur über 30°C, bedeutet das ein katastrophales Absinken des Vitamin-C-Gehaltes.

Kochsalzzusatz: Er beträgt 1,5%, d.h. für ein Gärgefäß von 20 l Inhalt benötigt man 300 g Kochsalz.

*Zuckerzusatz***: Zu Bohnen und Gurken kann zur Erreichung einer schnell verlaufenden Gärung überdies ein Zusatz von 2% Zucker (für ein 20-Litergefäß also 400 g gewöhnlicher weißer Zucker) zugesetzt werden, wenn möglich der gelbe sogenannte »Melassezucker«. Kochsalz und Zucker werden vermischt und in einer Wanne dem einzulegenden Gemüse untergemischt. Weißkohl hat selbst einen hohen Kohlenhydrat-(Zucker-)Gehalt, so daß sich hier der Zuckerzusatz erübrigt.

---

* Zu beziehen bei Bionomica-Wirtschaftsabteilung, 89 Augsburg, Bavourstr. 2.

** Gewöhnlicher Küchenzucker, der völlig vergoren wird.

Bildung von Sickersaft: Beim Einlegen von Weißkohl ist darauf zu achten, daß das gehobelte Kraut, das gleichmäßig mit Salz vermischt ist, mit einem Holz- oder Porzellanstößel so fest in das Gärgefäß eingestampft wird, daß Sickersaft entsteht. Am Schluß des Einlegens muß der Sickersaft über dem Gemüse stehen. Bei Gurken und Bohnen, die unzerschnitten eingelegt werden, entsteht kein Sickersaft. Darum müssen diese Gemüse mit einer Lake (Salzlösung) übergossen werden, der man Zucker zusetzen kann, um die Gärung zu beschleunigen. Die Berechnung des Kochsalz- und Zuckerzusatzes erfolgt in diesem Falle nach der Größe des Gärgefäßes, z.B. bei einem Gefäß von 20 Litern = 300 g Kochsalz, 400 g Melassezucker. Der Zucker wird restlos vergoren! Die Aufgußflüssigkeit muß immer über dem Gemüse stehen.

Fehlgärungen: Die weitverbreitete Unvernunft, das Gärgefäß mit Hefe oder Sauerteig auszureiben, führt zu Fehlgärung und Verderb. Bei Bohnen, Blumenkohl und anderen auf der Erde wachsenden Gemüsen, die stets mit Erdbakterien behaftet sind, können leicht Fehlgärungen auftreten, wenn sie nicht sehr sorgfältig gewaschen werden. Grüne Bohnen und Wachsbohnen sollten zur Vermeidung von Fehlgärungen und Hartwerden, das auch durch Kochen nicht beseitigt werden kann, unbedingt vor dem Einlegen in kochendem Wasser einmal aufkochen, dann auf sauberen, gebügelten Küchentüchern zum Trocknen und Auskühlen hingelegt werden, möglichst flach verteilt, und erst nach völligem Auskühlen eingelegt werden. So wird auch der Fäulnisgestank vermieden, der beim Einlegen roher Bohnen auftritt, weil eben Fäulnisbakterien aufgekommen sind.

Milchsäurebakterien, die aus den vergorenen Zuckerstoffen gebildet werden, sind das konservierende Element bei der Einsäuerung von Gemüse. Auch das Kochsalz wirkt konservierend, aber bei einem übermäßig hohen Kochsalzzusatz, wie er in alten Kochbüchern noch empfohlen wird, kann sich nur wenig Milchsäure bilden, das Kraut muß vor dem Genuß gewässert werden, wodurch es stark entwertet wird, und erzeugt trotzdem noch heftigen Durst. Diätetisch ist solches Kraut nicht stark wirksam.

Acethylcholin, ein vitaminartig wirkender Stoff, der noch tausendmal wirksamer ist als das vitaminähnliche Cholin — beide sind für die hier in Frage kommende Diät wichtig —, entsteht beim Einsäuern von Weißkohl, Bohnen und Gurken noch zusätzlich zur Milchsäure.

Saft muß immer überstehen: Die obere Gemüseschicht darf nie trocken liegen. Ist der Sickersaft bzw. die Lake verdunstet, so ist eine 1 ½ prozentige Kochsalzlösung (auf 1 Liter Wasser 15 g Kochsalz) nachzugießen, bis die Flüssigkeit übersteht. Aus diesem Grund kann kein Saft zum Trinken entnommen werden. Sauerkrautsaft zum Trinken wird zweckmäßigerweise käuflich erworben.

Durch Zusatz von 1 Liter Wein auf 50 kg Sauerkraut entsteht das aromatische sogenannte »Weinkraut«.

96 SAUERKRAUT

Ein zum Einschneiden gut geeigneter Weißkohlkopf muß ausgereift und fest geschlossen sein und darf sich mit der Hand nicht mehr eindrücken lassen. Nur die Verwendung von ausgereiftem Kohl sichert gute Ausbeute, eine schöne weiße Farbe und gute Lagerfähigkeit. Nicht ausgereifter Kohl befriedigt geschmacklich nicht, schmeckt leicht bitter; lose gewachsene Kohlköpfe geben einen schlechten Schnitt, geringere Ausbeute und Haltbarkeit. Am besten eignen sich die Herbstkohlköpfe. Auch Rotkohl kann genau wie Weißkohl eingesäuert werden.

Die äußeren schadhaften Blätter werden mit nichtrostendem Küchenmesser entfernt, ebenso etwa schadhafte Stellen und der holzige Strunk. Das Kraut soll auf dem Krauthobel möglichst fein geschnitten werden. Zur Not kann auch eine Brotschneidemaschine benützt werden. Der Kochsalzzusatz beträgt 1,5%, d.h. für ein Faß oder einen Steinkrug von 20 l Inhalt werden 300 g Kochsalz benötigt.

Als beliebte Gewürzzugabe kommen in Frage: Kümmelkörner, Wacholderbeeren oder statt dessen Dillkraut. Auch können außerdem in Stücke geschnittene säuerliche Äpfel mit eingelegt werden. Die Gewürze werden lagenweise beim Einstampfen des Krautes zugegeben.

In das heiß ausgebrühte Gärgefäß wird nun das gehobelte Kraut in dünnen Lagen eingeschichtet, jede einzelne Lage mit wenig Salz bestreut und danach mit dem Holz- oder Porzellanstößel kräftig eingestampft, bis Sickersaft aus dem Kraut kommt. Dann können noch Gewürze dazugegeben werden, es folgt die nächste Lage, bis das Gefäß bis handbreit unter den Rand gefüllt ist. Man prüfe sorgfältig, ob jeweils das Kraut so fest eingedrückt ist, daß keine Luftlöcher mehr dazwischen sein können, weil sich in diesen Luftlöchern Faulecken bilden würden.

Mit einem sauber ausgekochten weißen Leinentuch wird das Kraut abgedeckt, ringsum muß das Tuch zwischen Kraut und Gärgefäß eingesteckt werden, um Luftzutritt zu vermeiden. Darüber wird ein passender Holzdeckel (nicht aus harzhaltigem Holz wie Tanne oder Fichte) gelegt, der mit einem schweren Kieselstein belastet wird (kein Ziegelstein, kein Sandstein!).

Zeigt sich nach dem Abdecken des Krautes kein Sickersaft über dem weißen Tuch, so ist unbedingt eine 1,5%ige Kochsalzlösung nachzugießen (auf 1 Liter Wasser 15 g Salz), bis die Flüssigkeit etwas über dem Tuch steht.

Das Gärfaß bleibt jetzt 2 Tage in einem warmen Raum von 20—27° C stehen, wobei die Gärung rasch in Fluß kommt. Vorsichtshalber stellt man das Gefäß in eine saubere Wanne, da zuweilen bei stürmisch verlaufender Gärung Saft über das Faß hinaus fließt. Danach muß das Kraut in einem Raum mit 12—15° C noch 2—3 Wochen gären. Dabei muß laufend geprüft werden, ob noch Saft übersteht und ob sich Kamhefen — eine spinnwebfeine graue Decke — gebildet haben, weil diese sofort durch Herausnehmen des Tuches und Deckels entfernt werden müssen. Das Tuch muß gebrüht werden, der Holzdeckel wird mit heißem Essigwasser gesäubert. Nach beendeter Gärung kommt das Kraut in den Keller.

97 SAUERKRAUT OHNE KOCHSALZ

Die Haltbarkeit von ungesalzenem Sauerkraut ist geringer als die von gesalzenem. Darum soll es nur in Mengen von jeweils 5 kg eingelegt werden. Die Vorbereitung ist die gleiche wie beim gesalzenen Kraut, anstelle von Kochsalz werden 1,5% Zucker und etwas Zitronensaft zugesetzt. Auf 5 kg Sauerkraut werden also 75 g Zucker verteilt. Steht der Sickersaft nicht über, so ist noch eine 1,5-prozentige Zuckerlösung (auf 1 l Wasser 15 g Zucker) nachzugießen. Will man eine größere Menge einlegen, so empfiehlt es sich, davon nach vollendeter Gärung nach dem Weckverfahren in 1-Liter-Gläsern das gesäuerte Kraut einzuwecken. Dann behält es seine Frische und den angenehmen Geschmack ausgezeichnet.

Auch beim Einwecken muß Flüssigkeit über dem Kraut stehen. Reicht die Flüssigkeit aus dem Gärgefäß nicht aus, so ist entsprechend leicht mit Zitrone gesäuertes Wasser aufzufüllen. Die Sterilisierung erfolgt in engen Gläsern bei 98° C in 90 Minuten, in weiten Gläsern in 100 Minuten.

98 EINGESÄUERTE BOHNEN

Sowohl zarte, junge grüne Bohnen als auch zarte Wachsbohnen (gelbe Bohnen) können eingelegt werden. Am besten nimmt man fadenlose Sorten. Die Spitzen müssen aber vor dem Einlegen abgeschnitten werden. Braunfleckige oder sonstwie fehlerhafte Bohnen sind auszuscheiden.

Die Bohnen sollen so beschaffen sein, daß man sie leicht »brechen« kann. Dann können sie, einmal durchgebrochen, eingelegt werden, sie können aber auch geschnipselt oder sogar ganz eingelegt werden.

Da hauptsächlich Buschbohnen, die nahe der Erde wachsen, verwendet werden, müssen Bohnen vor dem Einlegen kurz überbrüht werden, um anhaftende Erdbakterien unschädlich zu machen. Die gebrühten Bohnen werden über Nacht zum Abtropfen auf saubere Tücher gelegt, luftig ausgebreitet, anderntags gibt man sie in das sauber ausgebrühte Gärgefäß und übergießt sie mit einer Lösung von 1,5% Kochsalz und 2% Zucker, also auf 1 Liter Flüssigkeit jeweils 15 g Kochsalz und 20 g Zucker. Weiterbehandlung wie bei Sauerkraut.

99 EINGESÄUERTE GURKEN

Eine Einlegegurke ist pflückreif, ehe sie voll ausgewachsen ist. Die Früchte dürfen nicht voll und rund sein, sondern müssen noch die Längsfurchen auf den Schalen erkennen lassen. Die für das Einlegen in Essig beliebten ganz kleinen Gurken haben einen zu geringen Zuckergehalt, um für milchsaure Gärung verwertbar zu sein, vollreife Gurken mit losem Kerngehäuse werden während der Gärung hohl. Geeignet sind Gurken von 9 bis 15 cm Länge. Fleckige, krumme und verwelkte Gurken sind nicht zu gebrauchen.

Die Gurken werden in klarem Wasser mit einer sauberen Bürste, die nicht mit modernen Spül- und Reinigungsmitteln in Berührung gekommen ist, abgebürstet und auf sauberen Tüchern zum Trocknen ausgelegt. Danach werden sie mit einem runden Zahnstocher oder einer dicken Stopfnadel »gestichelt«, damit die beim Gären entstehende Kohlensäure leicht entweichen kann. Der Boden des Gärgefäßes wird mit einer Lage von frischem Dillkraut ausgelegt, darüber gibt man lagenweise Gurken mit Estragon und Dill, auch Zitronenmelisse kann mitverwendet werden. Wenn das Gärgefäß bis handbreit unter den Rand gefüllt ist, wird eine Aufgußlösung mit 1,5% Kochsalz und 2% Zucker (also je Liter 15 g Kochsalz, 20 g Zucker) darüber gegeben und das Gefäß mit sauberem Tuch, Deckel und Stein abgedeckt. Weiterbehandlung wie bei Sauerkraut.

Auch für die sauren Gurken empfiehlt es sich, einen Teil in Weckgläser umzufüllen und zu sterilisieren. Das Aufgußwasser wird mit verwendet.

Kartoffel-Gerichte

Die Wertigkeit des Kartoffel-Eiweißes liegt nach Prof. Dr. Kofranyi (Max Planck-Institut für Ernährung) so hoch wie die von Ei. Die höchste je gefundene Eiweißwertigkeit entspricht danach einer Mischung von 1 Ei + 500 g Kartoffeln!

In der Schale gekochte Kartoffeln sind besonders wertvoll. Aus ihnen lassen sich verschiedene Gerichte bereiten wie Béchamelkartoffeln, Kartoffeln überbacken usw. In keimenden, oft teilweise vergrünten Kartoffeln ist das Gift Solanin enthalten. Warmlagerung verstärkt die Giftbildung. Die Keime müssen gründlich herausgeschnitten — also nicht nur abgebrochen — werden, solche Kartoffeln werden besser geschält zubereitet. Nach Prof. Schuphan* kann der Solaningehalt in vergrünten keimenden Kartoffelknollen 20—40 mg in 100 g betragen. Gehirnschwellung, Schwindel, Kopfschmerz, Übelkeit mit Erbrechen sind Folgen des Genusses solaninreicher Kartoffeln.

Da die Kartoffeln gegen den Kartoffelkäfer mit einem Kombinationspräparat (Lindan + DDT) behandelt werden, kann der Genuß von Kartoffeln mitsamt der Schale, z.B. von Backblechkartoffeln, nicht empfohlen werden, es sei denn, man hat biologisch angebaute Kartoffeln.

Diabetiker müssen die Kartoffeln anrechnen:

Kartoffeln (geschält, gekocht)	60 g = 1 BE
»Pfanni Püree« (Kartoffelflockenpüree ohne jeden Zusatz, daher auch für kochsalzarme Kost geeignet)	15 g = 1 BE

»Pfanni Püree« ist unter Luftabschluß (Vakuum-Frischhaltepackung) verpackt und enthält mehr Vitamin C als gelagerte Kartoffeln.

100 BOUILLONKARTOFFELN *(6 g E, 3 BE)*

180 g geschälte Kartoffeln in Würfel schneiden, mit gut gewürzter Fleisch- oder Gemüsebrühe bedeckt im geschlossenen Topf gar werden lassen. Die Brühe soll bis auf einen kleinen Rest verdunsten. Mit reichlich gehackter Petersilie oder mit Schnittlauchringen zu Tisch geben.

101 BÉCHAMEL-KARTOFFELN *(10 g E, 5 g F, 4 BE)*

180 g Kartoffeln in der Schale kochen, schälen, in Scheiben schneiden und eine Béchamelsoße Nr. 70 bereiten, der man 5 g Trockenhefe beifügt, die Kartoffelscheiben in dieser Soße durchziehen lassen.

---

* Werner Schuphan, »Zur Qualität der Nahrungspflanzen«, BLV München.

102 TOMATEN-KARTOFFELN *(5 g E, 6 g F, 3½ BE)*

Zubereiten wie Rez. 101, jedoch mit Tomatensoße (Rez. 73) statt der Béchamelsoße. Statt der Tomatensoße kann auch Currysoße (Rez. 74) verwendet werden. (6 g E, 5 g F, 4 BE).

103 BUTTERMILCH-KARTOFFEL-PÜREE *(13 g E, 3 g F, 4 BE)*

¼ l Buttermilch und ⅛ l Wasser bis nahe ans Kochen erhitzen, vom Feuer ziehen, in eine Porzellan- oder Glasschüssel gießen, mit Muskatblüte leicht würzen und 45 g Pfanni-Püree mit dem Schneebesen einrühren.

104 QUARK-KARTOFFEL-PÜREE, FETTARM *(12 g E, 0 g F, 3 BE)*

180 g geschälte, in Viertel zerlegte Kartoffeln im strömenden Dampf garen, noch heiß pürieren, ⅛ l heißes Wasser und 2 El gestrichen voll mit Magermilchpulver einrühren, zuletzt 1 El Bioghurt-Magerquark gründlich verquirlen. Würzen mit gehackter Petersilie oder Schnittlauchringen und mit Meersalz oder ganz ohne Salz, dann mit Muskatblüte gewürzt.

Änderung: Mit Pfanni-Püree (16 g E, 0 g F, 3½ BE)
45 g Pfanni Püree (6 El) und 3 El Magermilchpulver in ¼ l heißes Wasser einrühren (Porzellan- oder Glasschüssel verwenden!), zuletzt 1 El Bioghurt-Magerquark gut darin verteilen, würzen wie oben.

105 KARTOFFEL-PÜREE MIT ROTE-BETE-SAFT *(3,5 g E, 1,5 g F, 2½ BE)*

⅛ l Rote-Bete-Saft mit 3 El Milch knapp bis zum Siedepunkt erhitzen, in eine Porzellanschüssel gießen, eine Spur Meersalz dazugeben, 30 g Pfanni-Püree einrühren. Falls es die erlaubte Tagesfettmenge gestattet, kann ein Stich (etwa 3 g) Vitaquell-Vollwert-Fettnahrung oder ½ Tl Öl eingerührt werden.

106 KARTOFFEL-EIER *(10 g E, 8 g F, 3 BE)*

180 g geschälte, zerschnittene Kartoffeln (mehlige Sorte) in wenig Wasser oder im Dampfdrucktopf weichkochen, durch die Kartoffelpresse drücken, mit etwas Muskatblüte und ganz wenig Meersalz würzen, mit einem kleinen verquirlten Ei innig vermischen. Mit einem Suppenlöffel kleine eiförmige Nocken abstechen, auf ein gefettetes Backblech setzen, im Backofen goldgelb überbacken. Man kann die Kartoffelmasse auch mit einer großen Tülle auf das Blech spritzen.

107 SAUERKRAUTAUFLAUF MIT PÜREE *(14 g E, 11 g F, 3½ BE)*

Eine kleine würfelig geschnittene Zwiebel in 1 Tl Öl hellgelb anrösten, 150 g Reformsauerkraut dazugeben, etwas Wasser nachgießen, zugedeckt halbweich werden lassen. In 3/8 l Wasser 3 El Trocken-Magermilch einrühren, bis nahe zum Siedepunkt erhitzen, in eine Porzellanschüssel gießen und mit einem frischen Eigelb vorsichtig verquirlen, 1 El Trockenhefe dazugeben, salzen, nach und nach 45 g Pfanni-Püree einrühren. Eiklar zu Schnee schlagen und unter die Kartoffelmasse mischen.

Eine feuerfeste Backform mit Öl bepinseln, mit Weizenkeimen ausstreuen, die Hälfte der Kartoffelmasse auf dem Topfboden ausstreichen, darüber das Sauerkraut verteilen, restliches Püree als Decke daraufgeben, mit Vitaquell-Flöckchen bedecken und bei guter Hitze goldgelb überbacken.

Natürlich können Gemüsereste oder auch Reste von Fleisch und Geflügel auf diese Weise sinnvoll verwertet werden.

Reis-Gerichte

108 MILCHREIS MIT SANDDORN *(8 g E, 4 g F, 4½ BE)*

In ½ l Wasser 12 g (3 El) Trocken-Magermilch auflösen, 10 g Fruchtzucker und 1 kleines Stück Vanilleschote dazugeben, 65 g (1 kleine Tasse) Avorioreis dazugeben und körnig ausquellen lassen. Nach dem ersten Aufkochen sofort die Wärmezufuhr drosseln, da Reis bei 70°C gart. Den fertigen Reis in eine Schale geben und mit 3 EL Sanddorn und Fruchtzucker durchmischen. Mit Früchten garnieren (Kirschen, Beeren, Orangenschnitze usw.).

109 QUARK-FRÜCHTE-REIS *(10 g E, 4 g F, 3 BE)*

30 g Avorio-Reis in 1/8 l Wasser und 1/8 l Milch mit 10 g Fruchtzucker und ein wenig Vanilleschote körnig ausquellen lassen. Eine Creme bereiten aus 25 g (1 gehäufter El) Bioghurt-Magerquark, 3 El Schwarzer-Johannisbeer-Süßmost mit Fruchtzucker und 30 g fein pürierter Banane. Diese Creme wird löffelweise unter den etwas ausgekühlten Reis gemischt.

110 ANDALUSISCHER REIS *(rund 20 g E, 8 g F, 3½ BE)*

50 g Avorio-Reis mit 1/10 l Wasser zum Kochen bringen, dann 1 El Fruchtzucker und 1/10 l Milch zugeben, aufkochen und an warmer Stelle ausquellen lassen. 60 g Magerquark mit einem Eigelb verrühren, unter den Reis geben, das Eiklar zu festem Schnee schlagen und der Reismasse locker unterheben. In eine mit Öl bepinselte Auflaufform schichten und im Wasserbad — möglichst im Backofen — garen lassen. Vor dem Auftragen mit Sanddorn-Vollfrucht (mit Fruchtzucker) oder Heidelbeer-Vollfrucht bedecken, mit Bananenscheiben garnieren.

111 CURRY-GEMÜSEREIS *(4 g E, 10 g F, 4 BE)*

1 El Zwiebelwürfelchen in 1 El Sonnenblumen-Kaltpreßöl glasig werden lassen, 65 g trockenen Avorio-Reis dazugeben, schnell umrühren, bis alle Körner glänzen, ¼ Tl Currypulver anstäuben und alles mit ½ l heißer Gemüsebrühe übergießen. 100 g in Viertel zerlegte, geschälte Tomaten dazugeben. Den Reis körnig ausquellen lassen, alle Flüssigkeit muß aufgesaugt sein.

Änderung: Zu den Tomaten 1 mittelgroße grüne, gelbe oder rote streifig geschnittene Paprikaschote dazugeben,

oder statt Tomaten 100 g feinblättrig geschnittene Pilze dazugeben,

oder eine Tomate und 50 g in Würfel geschnittene Möhren dazugeben,

oder an den fertigen Reis 5 Eßlöffel Spinat geben.

112 REIS-GEFLÜGEL-SALAT *(10 g E, 9 g F, 2 BE)*

30 g Avorio-Reis in ¼ l Brühe aus gekörnter Hefewürze trocken ausquellen lassen, nach dem Abkühlen 50 g klein geschnittene Reste von Geflügel darunter mischen, mit Gervais-Meerrettich-Mayonnaise Nr. 24 leicht verrühren.

113 TOMATEN AUF REIS *(7 g E, 15 g F, 3½ BE)*

Aus 65 g Avorio-Reis nach Rezept Nr. 111 einen Gemüsereis herstellen. 3 schöne, feste Tomaten aushöhlen, so daß oben ein Deckelchen stehen bleibt. Einen Teil des Risotto in die Tomaten einfüllen, über jede Füllung 1 El Bioghurt gießen. Das Ausgehöhlte der Tomaten mit dem restlichen Reis vermischen, damit den Boden einer feuerfesten Platte oder Schüssel, die mit Fett ausgestrichen ist, bedecken, die Tomaten darauf setzen, auf jede Tomate 1 Flöckchen Vitaquell setzen. Im Backofen 15 Minuten überbacken. Nur mit biologisch angebauten Tomaten erlaubt!

Weitere Reis-Rezepte siehe Lisa Mar — Dr. med. Oehl »Delikate Reisdiät«, Walter Hädecke-Verlag.

Teigwaren

Für eine cholesterinarme, vitaminreiche Kost eignen sich die »Keimdiät-Teigwaren« (Hörnchen, Makkaroni, Bandnudeln, Spaghetti) aus Hartweizengrieß, ohne Ei, Kochsalz, mit einem vitaminreichen Weizenkeimauszug. Ihr Vitamin-B_1-Gehalt liegt mit etwa 0,75 mg% doppelt so hoch wie der von handelsüblichen Normalteigwaren.

114 KEIMDIÄT-MAKKARONI IN CURRY-SOSSE *(6,5 g E, 10 g F, 4 BE)*

50 g Makkaroni in ¼ l kochendes, schwach gesalzenes Wasser einschütten, 10 Minuten kochen, dann 8 Minuten nachziehen, abgießen und abtropfen lassen. In die schon vorbereitete Curry-Soße Nr. 74 5 g Vitaquell geben und die Makkaroni damit durchmischen. Das übliche kalte Nachspülen der Makkaroni erübrigt sich bei dieser Zubereitungsweise, es bedeutet Nährwertverluste.

115 MAKKARONI-SALAT *(7 g E, 6 g F, 3 BE)*

Makkaroni abkochen wie in Nr. 114, abtropfen lassen. Inzwischen die Soja-Tomaten-Soße nach Nr. 29 zubereiten und eine würfelig geschnittene Tomate sowie ein geraspeltes Kräutergürkchen darin marinieren, mit den noch warmen Makkaroni gut mischen.

Quarkspeisen

Siehe auch Rez. 13—15, 26—29, 32, 58—62, 150, 155, 158/60.

116 HEIDELBEER-BANANEN-QUARK *(17 g E, 1 BE)*

100 g Bioghurt-Magerquark mit 3 El Heidelbeer-Vollfrucht verrühren, 30 g Bananenscheiben darunter mischen.

117 SANDDORN-QUARK *(18 g E, 0 BE)*

100 g Bioghurt-Magerquark mit 4 El Wasser, 1 El Magermilchpulver und 1 El Sanddorn-Vollfrucht mit Fruchtzucker verrühren.

118 SANDDORN-QUARKCREME MIT FRÜCHTEN *(17 g E, 1 BE)*

80 g Bioghurt-Magerquark mit 1/10 l Wasser und 2 El Magermilchpulver sowie 1 El Weizenkeimen glattrühren, 1 El Sanddorn-Vollfrucht mit Fruchtzucker und 30 g Bananenscheiben darunter mischen.

Änderung: Statt 30 g Bananen 40 g Orangenwürfel oder 50 g Erdbeeren oder 50 g Himbeeren oder 50 g Melonenwürfel oder 30 g Aprikosenwürfel.

119 QUARK-AUFLAUF MIT ÄPFELN *(9 g E, 11 g F, 4 BE)*

45 g Pfanni-Püree, 125 g Bioghurt-Magerquark, 1 Ei, 1/8 l Wasser, 30 g Fruchtzucker, etwas abgeriebene Zitronenschale, 100 g Apfelstückchen.

Ei aufschlagen, Eiweiß und Dotter trennen, Eigelb in dem Wasser verquirlen, die Hälfte des Fruchtzuckers dazugeben, Pfanni-Püree in die Flüssigkeit einrühren, etwas quellen lassen, dann den Quark darunter rühren. Die Apfelstückchen bereiten, mit dem restlichen Zucker durchstreuen und in die Auflaufmasse geben. Zuletzt den steifen Eischnee unterziehen, die Masse in eine mit Vitaquell ausgestrichene und mit Bröseln bestreute Form einfüllen, ein paar Vitaquell-Flöckchen aufsetzen, bei Mittelhitze goldbraun überbacken.

120 QUARK-AUFLAUF MIT PILZEN *(26 g E, 16 g F, 3 BE)*

45 g Pfanni-Püree mit 1/8 l Wasser und 2 El Magermilchpulver zubereiten. 125 g Bioghurt-Magerquark mit dem etwas abgekühlten Püree verrühren. 100 g Pfifferlinge, Steinpilze oder andere Speisepilze in dünne Scheiben schneiden, in 1 El Sonnenblumen-Kaltpreßöl mit 1 El Zwiebelwürfelchen andünsten, 10 Minuten zugedeckt schmoren lassen. Mit dem Pilzsaft und 1 El Dr. Grandels Weizenkeimen unter das Quark-Kartoffelpüree mischen, in eine mit Öl ausgestrichene feuerfeste Form füllen, Vitaquellflöckchen aufsetzen, bei Mittelhitze goldbraun überbacken.

121 HEIDELBEER-KÄSECREME *(18 g E, 5 g F, 1 BE)*

100 g Gervais Hüttenkäse mit 1/10 l Wasser und 1 El Magermilchpulver verrühren, 10 g Fruchtzucker (2 gestrichene El) und 100 g gewaschene verlesene Heidelbeeren darunter mischen.

122 KRÄUTERGERVAIS *(15 g E, 5 g F, 0 BE)*

100 g Gervais-Hüttenkäse locker auf einem Teller verteilen, 1 El feingeschnittene Gartenkräuter wie Dillkraut, Petersilie, Schnittlauch darüber streuen und mit Edelsüß-Paprika bepudern.

123 KÄSECREME, INDISCHE ART *(15 g E, 5 g F, 1 BE)*

100 g Gervais Hüttenkäse auf einem Teller locker verteilen, 60 g einer nicht überreifen, schnittfesten Banane in 1 cm dicke Rädchen geschnitten darauf verteilen, diese mit mildem Currygewürz bepudern.

Fleisch-Gerichte

Nur magere Fleischsorten sind erlaubt, Schweinefleisch ist in jeder Form verboten. Zubereitung: gekocht, gedünstet, in Aluminiumfolie. Es ist auch erlaubt, Fleisch auf allen Seiten kurz in Fett anzubraten und auf dem Einsatzsieb des Schnellkochtopfes zu garen.

124 KALBSCHNITZEL IN ALUFOLIE *(20 g E, 10 g F)*

Das gut abgetrocknete Fleisch etwas klopfen, dünn mit wenig Curry und Edelsüß-Paprika bestreuen, Zwiebelringe darauf legen (alles nur auf einer Seite), dann in die entsprechend große, dünn mit Öl bepinselte Alufolie so einschlagen, daß sie oben einen breiten Falz bekommt, die Folie soll nicht ganz dicht oben anliegen, damit sich das Fleisch beim Erhitzen ausdehnen kann. Die so vorbereitete Folienpackung in eine heiße Pfanne geben und auf beiden Seiten etwa je drei Minuten braten lassen. Das Fleisch bleibt saftig und geht locker auf.

125 KALBSFRIKASSEE *(34 g E, rund 20 g F)*

150 g Kalbsschulter in heißer mit Wurzelwerk versehener Brühe gar kochen lassen. Die Brühe durchsieben. 1 El Vollsojamehl mit etwas kaltem Wasser glattrühren, in $^1/_4$ l der aufs Feuer gebrachten Brühe einrühren, mit einem verquirlten Eigelb vorsichtig verrühren, ohne daß die Flüssigkeit zum Kochen kommt. Mit 1 Tl Zitronensaft würzen. Das in kleine Stücke zerlegte Fleisch in die heiße Soße einlegen.

126 RINDFLEISCH IN SANDDORN-MEERRETTICHOSSE
(20 g E, rund 10 g F)

1 Tl frisch geriebener Meerrettich wird mit 1 Tl Donath-Sanddorn-Vollfrucht (mit Fruchtzucker) und ein paar Tropfen Zitronensaft und mit 2 El Bioghurt sahnig gerührt. Diese Soße wird zu 100 g gekochtem magerem Rindfleisch gegeben.

127 HAMMELKEULE IM RÖMERTOPF (*72 g E, 72 g F, 0 BE*)

Den Römerstopf samt Deckel 20 Minuten in kaltem Wasser — völlig davon bedeckt — stehen lassen. 400—500 g Hammelkeule waschen, mit 2 in der Knoblauchpresse pürierten Knoblauchzehen rundherum einreiben. Keinerlei Fett daran geben! Den Römertopf aus dem Wasser heben, abtropfen lassen, das Fleisch hineinlegen, nach Belieben 2—3 enthäutete ganze Tomaten an den Rand legen, zudecken, in den kalten Backofen einschieben, Türe schließen, dann erst auf Backtemperatur (250° C) einstellen. Nach 45 Minuten herausnehmen. Der größte Teil des noch im Fleisch enthaltenen Fettes ist herausgetreten, der Braten ist knusprig, das ausgetretene Fett soll nicht mitverwendet werden. Die Innentemperatur des Fleisches übersteigt nicht 85° C, es tritt also keine Hitzeschädigung ein, das Fleisch bleibt saftig und zart. Eine köstliche Delikatesse! Ergibt ca. 3 Portionen.

Der Hammel ist das einzige Tier, das man nicht künstlich krebskrank machen kann.

128 FLEISCHPUDDING (*41 g E, 10 g F*)

100 g Rinderhackfleisch mit 100 g Bioghurtquark, 1 El Weizenkeimen und ½ Tl Currypulver verkneten. 1 Tl Zwiebelwürfelchen in 1 Tl Öl anrösten, unter die Fleischmasse mischen. Eine große Tasse oder eine kleine feuerfeste Glasschüssel dünn mit Öl einfetten, mit Weizenkeimen bestreuen und die eingefüllte Puddingmasse im Wasserbad (Topf mit kochendem Wasser) im Backofen 30—40 Minuten garen. Auf einen heißen Teller stürzen, mit Tomatenscheiben oder Petersilie garnieren.

129 FLEISCHKLÖSSE (*29 g E, 13 g F, ¾ BE*)

100 g Rinderhackfleisch mit 1 El Weizenkeimen, 10 g eingeweichten, gut ausgepreßten Brötchen verkneten. 1 Tl Zwiebelwürfel in 1 Tl Öl anrösten, unter die Fleischmasse geben, etwas Meersalz und geriebene Muskatnuß und ein ganzes Ei darunter mischen. Walnußgroße Klöße mit feuchten Händen formen, in kochendes Wasser einlegen, nach dem Hochsteigen noch 5 Minuten ziehen lassen, dann mit dem Schaumlöffel herausheben. Dazu Champignonsoße Nr. 72 reichen (2 g E, 6 g F).

130 FLEISCHSALAT IN MEERRETTICH-MAYONNAISE (*23 g E, 14 g F*)

100 g beliebige Fleischreste würfelig geschnitten mit 1 El gekochte Rote Rübe, einer kleinen sauren Gurke, 1 El Orangenwürfel mischen und in Gervais-Meerrettich-Mayonnaise Nr. 24 marinieren.

131 KALBSLEBER, SAUER *(19 g E, 19 g F, 1/2 BE)*

150 g Kalbsleber enthäuten. 1 kleine Zwiebel in sehr dünne Scheiben schneiden und in 1 El Sonnenblumenöl kurz andünsten, die in Streifen zerlegte Leber darin rasch auf allen Seiten anbraten — keinesfalls zu heiß werden lassen! — 1 Tl Mehl anstäuben und mit 1 Tasse Brühe begießen, einige Minuten zugedeckt dünsten lassen. Zuletzt etwas Majoranpulver in die Flüssigkeit streuen und 1 El Obst- oder Weinessig darunter rühren. Notfalls die Soße etwas mit Wasser oder Buttermilch auffüllen.

Fisch-Gerichte

Zu bevorzugen sind magere Seefische wie Kabeljau, Schellfisch, Seelachs, Rotbarsch, Fluß- und Süßwasserfische (Forellen aus Bachläufen, nicht gemästet).

Bei den Seefischen ist der Gehalt an lebenswichtigen Vitaminen, Mineralstoffen und Spurenelementen beträchtlich höher als beim Fleisch. In einer Fischmahlzeit von 200 g Seefisch ist 1/5 des Tagesbedarfs an dem Spurenelement Eisen enthalten, das kropfverhütende Spurenelement Jod ist in einer Mahlzeit von 200 g Kabeljaufilet für 2 Tage ausreichend und in der gleichen Menge Schellfisch sogar für 10 Tage! (Archiv für Fischwissenschaft, 8. Jahrgang 1957, Beiheft I).

132 FISCHFILET IM EIGENEN SAFT *(22 g E, 5 g F)*

150 g Seefischfilet säuern, salzen, auf dem Boden einer mit Öl bepinselten feuerfesten Platte Tomatenscheiben auflegen, darauf das Filet geben, mit Zwiebelringen und Tomatenscheiben bedecken, zugedeckt bei guter Backofenhitze oder auf der Ofenplatte dünsten lassen. Bildet sich ungenügend Saft, etwas Wasser zugießen. Statt Tomatenscheiben kann auch dickes Tomatenmark auf das Filet gestrichen werden.

133 FISCHFILET AUF UNGARISCHE ART *(30 g E, rund 20 g F)*

Ein Filet von 150 g (frisch oder tiefgekühlt) säubern, salzen und mit Zitrone beträufeln. 2 feste Tomaten enthäuten und in Scheiben schneiden, 1 Paprikaschote mit kochendem Wasser überbrühen, nachdem zuvor der Samenstand herausgenommen worden ist, und in nudelige Streifen schneiden. In 1 El Sonnenblumen-Kaltpreßöl werden die Paprikastreifen angedünstet, mit den Tomatenscheiben bedeckt und darauf wird das Fischfilet gebettet. Im geschlossenen Topf läßt man das Gericht gar werden, hebt den Fisch dann vorsichtig heraus, verquirlt ½ Becher Bioghurt unter den Gemüsegulasch und serviert Gemüse und Fisch zusammen auf heißer Platte.

134 HEILBUTT IN BIOGHURT-TOMATEN-SOSSE *(33 g E, rund 20 g F, 1 BE)*

1 Becher Bioghurt mit 1 Tl dickem Tomatenmark, 1 Tl Mehl und 1 Messerspitze Curry verrühren, 1 Tl Zitronensaft dazugeben. Eine fingerdicke Scheibe (150 g) Heilbutt auf den Boden einer dünn mit Öl bestrichenen feuerfesten Glasschüssel geben, mit der Bioghurtsoße begießen und zugedeckt im Backofen garziehen lassen. In Ermangelung von Bioghurt kann Sauermilch gebraucht werden.

135 KABELJAU IN BIOGHURT-TOMATEN-SOSSE *(33 g E, rund 10 g F, 1 BE)*

150 g Kabeljaufilet vorbereiten und genau wie Heilbutt, Rezept Nr. 134, weiterbehandeln. Wo Bioghurt nicht zu haben ist, wird Sauermilch verwendet.

136 ITALIENISCHER FISCHAUFLAUF *(18 g E, 10 g F, 3 BE)*

50 g Avorioreis in ¼ l Gemüsebrühe körnig ausquellen lassen. 100 g Fischfilet säubern, säuern, salzen. 1 El Zwiebelwürfelchen in 1 El Öl hellgelb anrösten, 1 kleines Stück Möhre und Sellerie dazugeben, mit ⅛ l Brühe auffüllen und einige Minuten dünsten. Dann 1 El dickes Tomatenmark, 1 Tl Zitrone und 2 El Rotwein sowie 1 Tl Fruchtzucker in die Soße geben, das Filet darin 10 Minuten ziehen lassen. Dann die Soße mit dem Filet auf den Reis geben, reichlich kleingeschnittene Petersilie darüber verteilen und mit einer langzinkigen Gabel durch den Reis ziehen.

137 FISCHPASTETE *(27 g E, 10 g F, 5 BE)*

150 g Fischfilet vorbereiten (säubern, säuern, salzen). ⅜ l Wasser mit einem Eigelb verquirlen, salzen, 60 g (½ Päckchen) Pfanni-Püree hineinrühren, 1 ½ El Mehl Type 550 hineinarbeiten, der Teig muß ausrollfähig sein. Auf bemehltem Brett den Teig ausrollen, das Filet in die Mitte legen, dick mit Tomatenmark bestreichen, dann die Teigplatte fest um den Fisch herumlegen, die Ränder gut zusammendrücken, nachdem sie vorher mit Milch befeuchtet worden sind. Die Pastete auf ein mit Öl bestrichenes Backblech setzen und im vorgeheizten Backofen bei Mittelhitze goldgelb überbacken.

138 CURRY-HÄHNCHEN IN ALUFOLIE (*ca. 40 g E, 6 g F*)

Ein halbes Hähnchen nach dem Waschen gut abtrocknen, ringsum mit pürierter Knoblauchzehe einreiben, mit Curry bepudern, ein Stück starke Alufolie (wie zum Tiefgefrieren verwendet) mit Öl bepinseln, das Geflügel fest darin einschlagen, im Backofen 15—20 Minuten braten. Bei Verwendung von Tiefkühlgeflügel unbedingt darauf achten, daß das Geflügel vor dem Zubereiten völlig aufgetaut ist.

Ein ganzes Hähnchen wird besonders schön knusprig im Römertopf (siehe Rezept 127).

139 HÄHNCHEN AUF ÄPFELN (*ca. 44 g E, 25 g F, 1 BE*)

½ junges Hähnchen in etwas Öl anbraten, mit 1 Tasse Brühe oder Wasser begießen und 15 Minuten zugedeckt schmoren. In einen feuerfesten Topf einen mittelgroßen, geschälten, in Scheiben geschnittenen Apfel geben, das Schmorhähnchen darauf legen, mit ½ Glas Weißwein begießen, wenn erforderlich noch etwas Brühe zugeben, wenig Salz einstreuen, bei mittlerer Hitze garen. Vor dem Essen Haut abziehen! Ergibt zwei Portionen.

140 GEFLÜGELKLEIN IN ROTWEINSOSSE (*ca. 20 g E, 18 g F*)

1 El Zwiebelwürfel in 1 El Öl oder 10 g Vitagen-Speisefett glasig dünsten, 1 Tl Vollsojamehl anstäuben, verrühren, mit ⅛ l heißer Brühe oder Wasser unter Weiterrühren auffüllen. Das vorbereitete Hühnerklein oder Geflügelreste hineingeben. Würze: 1 kleines Lorbeerblatt, eine zerschnittene Knoblauchzehe, ½ Tl Currypulver. Kurz vor dem Garwerden die Leber und 3 El Rotwein hinzufügen. Während des Dünstens notfalls noch Brühe zugeben. Wurde nur Wasser angegossen, so ist etwas Salz zuzugeben.

Eierspeisen

141 WEICHGEKOCHTE EIER IN DER SCHALE

Zur Herstellung von weichgekochten Eiern gibt es verschiedene Methoden, wovon die zwei besten hier angeführt sind:

1. Die Eier in kochendes Wasser einlegen, 3—4 Minuten kochend halten, sofort herausnehmen umd mit kaltem Wasser abkühlen.

2. Die Eier mit kaltem Wasser bedeckt aufs Feuer stellen, sobald das Wasser zu kochen beginnt, die Eier herausnehmen, unter dem fließenden Strahl kurz abkühlen.

Am bekömmlichsten ist die zweite Methode, weil dabei das Eiweiß nicht so fest gerinnt, so daß es fast so zart ist wie das cremeartige Innere.

142 VERLORENES EI *(rund 6 g E, 6 g F, 0 BE)*

Nur ganz frische Eier können als »verlorenes Ei« zubereitet werden, weil das Eiweiß um so besser zusammenhält, je frischer das Ei ist.

Der Boden eines Kochtopfes wird etwa handbreit mit Wasser bedeckt, dem etwas Salz und ein paar Tropfen Weinessig beigefügt werden. Sobald das Wasser kocht, wird das Ei in eine Tasse geschlagen, aus der man es sorgfältig in das kochende Wasser gleiten läßt, damit das Gelbe nicht verletzt wird. Wenn das Wasser wieder zum Kochen gekommen ist, wird der Topf vom Feuer genommen; nach 3—4 Minuten ist das Weiße soweit geronnen, daß man das Ei mit der Schaumkelle herausheben und in kaltes Wasser legen kann. Auf diese Weise lassen sich in einem Topf auch mehrere Eier kochen. Wenn das festgewordene Ei in dem kalten Wasser abgekühlt ist, wird es herausgenommen und auf einem Brett schön zurecht geschnitten (überstehende Fransen entfernen oder mit einer Tasse ausstechen).

»Verlorenes Ei« eignet sich sehr gut als Garnierung für eine Gemüse- oder Reisspeise oder zum Einlegen in Tomaten- oder andere Gemüsesuppen.

143 VERLORENES EI AUF RÖSTBROT *(rund 9 g E, 9 g F, 1 BE)*

1 Scheibe geröstetes Grahambrot wird mit 15 g Gervais (1/4 Gervais-Carré) dünn bestrichen, mit Paprika bestäubt und mit einem »verlorenen Ei« belegt. Mit feinen Streifen von Paprikaschoten oder festen Tomaten garnieren.

144 EI IM ROTEN ROCK (*rund 8 g E, 8 g F, 0 BE*)

Eine große, feste Tomate, von der oben ein Deckelchen abgeschnitten wird, aushöhlen, ein frisches Ei sorgfältig hineinschlagen, ohne daß der Dotter ausläuft. Das ausgehöhlte Tomatenmark mit 1 Tl Quark und ½ Tl Sonnenblumenöl verrühren, über das Ei gießen und die Tomate auf einer feuerfesten, dünn mit Öl bestrichenen Platte in den heißen Backofen schieben, bei mittlerer Hitze garen lassen.

145 LOCKERES RÜHREI (*6 g E, 8 g F, 0 BE*)

Das Eigelb sorgsam in eine Tasse gleiten lassen, das Eiweiß in einen tiefen Teller. Zum Eiweiß 1 El kaltes Wasser geben, mit dem Tellerschneebesen zu steifem Schnee schlagen. In einer kleinen Teflonpfanne ein paar Tropfen Öl warm werden lassen — Hitzezufuhr auf niederer Stufe lassen — den rasch mit dem Eigelb verrührten Eierschnee in die erwärmte Pfanne geben, kurz stocken lassen, dann mit dem Holzspatel zu großen Flocken lockern. Dieser Vorgang muß bei schwacher Hitze in Minutengeschwindigkeit vollzogen werden. Mit gehackter Petersilie bestreuen!

Vollkorn-Gebäck

146 HEFETEIG FÜR KUCHENBODEN (*29 g E, 29 g F, 7½ BE*)

100 g Grahammehl, 25 g Vollsojamehl, 17 g (1 ½ El) Mehl Type 550, 20 g Vitaquell, 1 Ei, 3 El Fruchtzucker, 5 g Hefe, 4 El Wasser.

Grahammehl kranzförmig in der Schüssel anhäufen, Hefe in die Mitte geben, mit 2 El lauwarmem Wasser und etwas Mehl bedecken, an warmer Stelle gären lassen; nachdem die Hefe aufgegangen ist, das Ei, Vollsojamehl und Zucker nach und nach hineinarbeiten, zuletzt die zerlassene, lauwarme Vitaquell. Mit dem hellen Mehl, das bis zuletzt zurückgehalten wird, den Teig durchkneten, auf bemehltem Brett ausrollen, das gefettete Kuchenblech damit belegen und einen kleinen Rand formen.

Beliebigen Obstbelag darauf geben, gehen lassen und bei 175—200°C 25 Minuten backen.

147 FEINER MÜRBTEIG *(31 g E, 75 g F, 7½ BE)*

120 g Mehl Type 550, 25 g Vollsojamehl, 30 g Fruchtzucker, 60 g Vitaquell, 1 Ei, 2 El Weißwein (statt Backpulver Alkohol, verflüchtigt sich beim Backen und lockert den Teig). Vitaquell in Flöckchen unter das Mehl verteilen, mit dem Mehl zwischen den Fingern verreiben. Fruchtzucker, das Ei und nach und nach 2—3 El Wasser in die Teigmitte geben und alles gut zusammenkneten. Den Teig zum Kloß formen und ½ Stunde kühl stehen lassen. Den Teig auf bemehltem Brett für das Backblech (16 cm Durchmesser) ausrollen, mit Mehl bestäuben, vierfach falten und in dem gefetteten Blech so verteilen, daß ein kleiner Rand geformt werden kann. Vor dem Belegen mit Obst den Teigboden mehrfach mit einer Gabel durchstechen, mit Linusit oder Weizenkeimen bestreuen und Obst darauf geben.

148 APFELKUCHEN *(29 g E, 29 g F, 9½ BE)*

Hefeteig Nr. 146 mit 200 g in Schnitze zerlegten Äpfeln belegen, backen.

149 HEIDELBEERKUCHEN *(31 g E, 37 g F, 12 BE)*

Mürbteig Nr. 147 oder Hefeteig Nr. 146 mit 450 g Heidelbeeren belegen, backen.

150 QUARKCREMETORTE (*4 Portionen; 70 g E, 28 g F, 4 BE*)

Teig: 50 g Mehl Type 405, 1 kleines Ei, 25 g Vitaquell, 1 Tl Rum, 20 g Fruchtzucker, 1 Messerspitze Salz.

Das Mehl aufs Backbrett sieben, die in Flöckchen geschnittene, kalte Margarine darauf verteilen, mit kühlen Händen verreiben. In die Teigmitte die übrigen Zutaten geben und alles gut zu einem glatten Teig verkneten. Für ½ Stunde zugedeckt kühl stellen. Den mit Öl bepinselten Boden einer kleinen Tortenform (16 cm Durchmesser), mit dem ausgerollten Teig belegen, ohne einen Rand zu bilden, mit einer Gabel mehrmals durchstechen und dann bei mittlerer Hitze hellgelb backen.

Creme: 250 g Magerquark, 50 g Fruchtzucker, 1 Tl Rum, etwas Vanillemark, 6 El Milch, 1 Eischnee, 3 Stück Dünnblattgelatine.

Die zerschnittene Gelatine in lauwarmem Wasser einweichen, die Milch mit Zucker und Vanillemark heiß werden lassen, die gut ausgedrückte Gelatine mit einem Teil der heißen Milch völlig auflösen und dann zu der restlichen Milch geben, die aber nicht kochen darf.

Den Quark verrühren, die etwas abgekühlte Milch mit dem Rum unterziehen, bis alles gut vermischt ist.

Den gebackenen Boden auf eine Tortenplatte legen, den mit Alufolie ausgekleideten Rand der Tortenform darum stellen. Die Quarkmasse gleichmäßig einfüllen, glattstreichen und im Kühlschrank erstarren lassen. Ehe der Ring gelöst wird, mit einem in kaltes Wasser getauchten Messer den Rand lockern. Mit Orangenschnitzen oder anderem Frischobst der Jahreszeit garnieren.

Marmeladen mit Fruchtzucker

Die angegebenen Obstmengen gelten für das gewaschene und evtl. geschälte Obst. Zum Kochen keinen Aluminiumtopf nehmen, sondern einwandfrei emailliertes Geschirr oder einen Topf aus säurebeständigem Cromargan. Die nachstehenden Rezepte sind ohne Pektinzusatz oder andere Zusätze hergestellt.

151 ERDBEER-JOHANNISBEER-MARMELADE

500 g rote Johannisbeeren, 250 g Erdbeeren, 500 g Fruchtzucker.

Die Beeren pürieren, in einen möglichst hohen Topf geben, unter ständigem Rühren bis nahe ans Kochen erhitzen, dann nach und nach den Fruchtzucker in kleinen Portionen einrühren; wenn die Zuckerzugabe beendet ist, muß noch 10 Minuten stark weitergekocht werden, ohne mit dem Rühren aufzuhören. Vom Feuer ziehen, in vorgewärmte Gläser füllen, sofort mit Cellophan verschließen.

152 QUITTENGELEE

Man unterscheidet zwischen Apfelquitten und Birnenquitten, bedingt durch die äußere Form. Ein Geschmacksunterschied für die Geleebereitung besteht nicht. Die Quitte ist außergewöhnlich pektinreich und geliert daher sehr gut. Besonders im Kerngehäuse haftet sehr viel Pektin, das darum bei der Saftgewinnung unbedingt mitverwendet werden muß. Zum Zerschneiden benötigt man ein kräftiges, scharfes Messer.

1 l Quittensaft im genügend großen Topf (6—7 l) unter ständigem Rühren erhitzen, 750 g Fruchtzucker portionsweise dazugeben und jeweils warten, bis er sich aufgelöst hat. Danach 4 El Zitronensaft einrühren, brausend aufkochen lassen und bis zur Gelierprobe (nach

12—15 Minuten) weiter kochen. Sofort vom Feuer nehmen, in Gläser füllen, die mit Cellophan verschlossen werden.

153 JOHANNISBEERGELEE

1 l Saft von roten oder schwarzen Johannisbeeren im großen Einmachtopf unter Rühren erhitzen. 750 g Fruchtzucker portionsweise zugeben. Weiter zubereiten wie Quittengelee, Nr. 152.

154 HIMBEER-STACHELBEERMARMELADE

2 kg Beeren, etwas mehr Stachelbeeren als Himbeeren, nach dem Verlesen abwiegen. Stachelbeeren kalt waschen und gut abtropfen lassen, Himbeeren nicht waschen. In einem großen Einmachtopf (7—9 l Inhalt) die im Mixer oder mittels Holzstampfer pürierten Beeren unter ständigem Rühren erhitzen, dabei 2 kg Fruchtzucker portionsweise unterrühren und jeweils warten, bis er sich völlig aufgelöst hat. Dann brausend aufkochen lassen und genau 10 Minuten weiterkochen. 4 El Zitronensaft zugeben, kurz aufwallen lassen und Gelierprobe machen. Den Topf vom Feuer nehmen, Marmelade in Gläser füllen und fest mit Cellophan verschließen.

Weitere Rezepte können mit gut gelierenden Früchten in der üblichen Weise auch ohne Pektinzusätze hergestellt werden, wenn Fruchtzucker und Obst jeweils Pfund auf Pfund genommen werden. Schwach gelierenden Früchten zu Konfitüren (Erdbeeren) wird etwas Zitronensaft zugesetzt.

Vitamin-Aufbau-Getränke

155 VITAMIN-QUARKBECHER *(12 g E, 1 g F, 1 BE)*

1 El Bioghurtquark, 1 El Weizenkeime, 1 El Sanddorn-Vollfrucht mit Fruchtzucker, 1 Tl Fruchtzucker, 1/4 l Buttermilch.

Änderung: Statt der Buttermilch 1/4 l Wasser mit 3 El Magermilchpulver vermischen.

156 VITAMIN-HERZ-COCKTAIL *(6 g E, 1 g F, 1 BE)*

3 El schwarzer Johannisbeer-Süßmost mit Fruchtzucker, 1 El Sanddorn-Vollfrucht, ungesüßt, 1/2 El Weizenkeime, 1/4 l Buttermilch.

157 JUNGBRUNNEN-COCKTAIL *(9 g E, 10 g F, 1 BE)*

1 Becher Bioghurt, 3 El schwarzer Johannisbeer-Süßmost mit Fruchtzucker, 1 El Linusit-Speise- und Heilleinsaat.

158 VERDAUUNGS-COCKTAIL *(9 g E, 0 g F, 1 BE)*

1/4 l Wasser und 3 El Trocken-Magermilch, 1 El Bioghurt-Magerquark, 1 El Heidelbeer-Vollfrucht, 1 El Linusit-Speise- und Heilleinsaat.

159 LEBER-COCKTAIL (FETTARM) *(5 g E, 1/2 BE)*

1/8 l Linusit-Schleim (Rez. Nr. 63), 1 1/2 El Trockenmagermilch, 1 El Fruchtzucker, 1/2 El Bioghurt-Quark.

160 MAGEN-COCKTAIL (FETTARM) *(6 g E, 1/2 BE)*

1/8 l warmen Linusit-Schleim (Rez. Nr. 63), 1 1/2 El Trockenmagermilch, 1/2 El Bioghurt-Quark, 2 El Donath-Heidelbeer-Vollfrucht.

161 ROSENHEIM-KIRSCH-COCKTAIL *(9 g E, 9 g F, 1 BE)*

3 El Donath-Kirschsüßmost mit Fruchtzucker, 1/2 Carré Gervais, 1/4 l Wasser, 3 El Trockenmagermilch.

162 ROSENHEIM-SANDDORN-COCKTAIL *(9 g E, 9 g F, 1 BE)*

1/2 Carré Gervais, 1 El Donath-Sanddorn mit Fruchtzucker, 30 g pürierte Banane, 1/4 l Wasser mit 3 El Trockenmagermilch.

163 ROSADO-FLIP *(3,6 g E, 6 g F)*

1 frisches Eigelb mit 1 Tl (5 g) Fruchtzucker und 3 El Rote-Betesaft verquirlen, mit 4 El Natur-Rotwein auffüllen, umrühren.

164 PILS-FLIP *(3,6 g E, 6 g F, 1/2 BE)*

1 frisches Eigelb mit 1 Tl (5 g) Fruchtzucker und 1/8 l kühlem, aber nicht kaltem Diät-Pils verquirlen.

165 WARMER APPETIT-COCKTAIL *(1 g E, 3 g F)*

1/8 l heiße Fleisch- oder Hühnerbrühe (entfettet) in eine Suppentasse geben, 3 El Rote-Bete-Saft, 2 El Natur-Rotwein einrühren, mit etwas geriebener Muskatnuß würzen.

Änderung: An heißen Tagen kann dieser Cocktail auch gekühlt gegeben werden, jedoch nicht eiskalt.

SPEISEZETTEL-VORSCHLÄGE FÜR 18 TAGE

Der tägliche Kalorienbedarf für den gesunden Erwachsenen beträgt je Kilogramm Körpergewicht 30 Kalorien. Für einen 70 kg schweren Mann ergeben sich somit als Tagesbedarf rund 2100 Kalorien. Der in der Erholungsphase befindliche Kranke kann jedoch auch einen höheren Bedarf haben. Dem wird in der Berechnung der nachstehenden Speisezettelvorschläge Rechnung getragen. Sie fußen auf einer täglichen Zufuhr von rund 2300 Kalorien, aufgeschlüsselt wie folgt:

90 g Eiweiß (2/3 als tierisches Eiweiß)	= rund	370 Kal.
75 g Fettstoffe (einschließlich des »versteckten Fettes« in Ei, Milch, Käse usw.)	= rund	700 Kal.
300 g Kohlenhydrate	= rund	1230 Kal.
insgesamt	rund	2300 Kal.

Natürlich wird in vielen Fällen der Kranke nicht in der Lage sein, soviel Nahrung aufzunehmen. Er soll auch nicht dazu gezwungen werden. Besteht das Verlangen nach mehr Nahrung, so kann dieses leicht durch die Zwischenmahlzeiten erfüllt werden. Die nachstehenden Beispiele können also nur Leitfaden sein, Anregungen für die abwechslungsreiche Gestaltung des Speisezettels im Rahmen der empfohlenen Nahrungsmittel geben. Die Rezeptvorschläge sind alle auf Reichtum an Mineralsalzen, Spurenelementen und Vitaminen sowie an Fermenten abgestimmt.

Zusätzlich zu nachstehenden Kostvorschlägen wird täglich frisches Obst der Jahreszeit (vgl. Seite 94) als Zwischenmahlzeit oder zum Nachtisch empfohlen.

I. FRÜHSTÜCK (rund 600—650 Kalorien)

Eine Stunde vor dem 1. Frühstück eine Tasse *Linusit-Kurgetränk* (warm), Rezept Nr. 63, langsam auszulöffeln.

a) *Müsli — Frühstück*

zur Auswahl stehen jeweils mit Früchten der Jahreszeit:
Rezept Nr. 58 Kraftkorn-Schrotmüsli
Rezept Nr. 59 Sechskorn-Müsli (besonders bei Verstopfung)
Rezept Nr. 60 Haferflocken-Müsli
Rezept Nr. 61 Kollath-Frühstück
Rezept Nr. 62 Linusit-Quark-Müsli (bei Verstopfung)

Ferner zusätzlich zum Müsli:

50 g Vollkornbrot oder 30 g Knäckebrot (Graham, Knäcke, Rogga)
15—20 g Butter oder Vitaquell (oder Vitaquell extra)
Frühstückstee (1 Kännchen) mit 10 g Fruchtzucker
(Chinatee, Chinatee mit Pfefferminz, Pfefferminztee, Malventee, Hagebuttentee, Kräutertee usw.)

Reichliches Trinken während einer Kur wird empfohlen.

b) *Quark — Frühstück*

zur Auswahl stehen abwechslungsweise:
100 g Speisequark, Magerstufe oder 20% Fett i. Tr.,
100 g Gervais Hüttenkäse, 20% Fett i. Tr.,
30 g Gervais-Carré.
Als Beigabe nach Bekömmlichkeit:
Frische Zwiebelwürfelchen, Schnittlauch, Kümmel, Edelsüß-Paprika,
15 g Butter oder Vitaquell (oder Vitaquell extra),
2 Tl Fruchtzucker-Marmelade,
Frühstückstee (wie bei Müsli-Frühstück),
Brot (wie bei Müsli-Frühstück).

II. FRÜHSTÜCK

1 Becher (150 g) Bioghurt (nicht eiskalt!), oder
1 Becher (150 g) Bioghurt mit Sanddorn- oder Heidelbeer- Vollfrucht Donath, oder
1 Tellerchen Früchte der Jahreszeit, Knäckebrot, oder
1 Tasse warme Reis-Gemüse-Suppe Rez. Nr. 66.
Siehe auch Rezepte Nr. 1—16 und 64—67.

Mittag- und Abendmahlzeiten

MITTAG	ABEND
1. TAG	
Sellerie-Sanddorn-Bioghurt Nr. 5 Gurken in Dillsoße Nr. 44/21 Rettich in Sauermilch Soße Nr. 33/49 Mazedonischer Gemüse-Eintopf mit Fleisch Nr. 93 Quark-Früchtereis Nr. 109 *Änderung* (fleischlos): Sellerie mit Gervais überbacken, Nr. 91	Sauerkrautsaft Schrot-Müsli Nr. 58 Rahmbrie m. Paprikastreifen Nr. 79 50 g Vollkornbrot oder 30 g Knäckebrot
2. TAG	
Rote-Bete-Sauerkrautsaft Nr. 11 Endivien-Sellerie Salat Nr. 54 Curry-Gemüse-Reis Nr. 111 (mit Paprika und Tomaten) Fischfilet im eigenen Saft Nr. 132 Vitamin-Quarkbecher Nr. 155	Grünblattsaft Nr. 1 Fleischsalat in Gervais-Mayonnaise Nr. 130/24 100 g Vollkornbrot *oder* 60 g Knäckebrot *Änderung* (fleischlos): Statt Fleischsalat Nr. 130 Keimdiät-Makkaroni mit Tomatensoße Nr. 114/73 und 10 g Parmesan-Reibkäse Kopfsalat Nr. 39/31
3. TAG	
Rote-Bete-Bioghurt Nr. 12 Salate: Fenchelsalat Nr. 43/42 Möhren in Nuß-Quark-Soße Nr. 47/27 Sauerkrautauflauf Nr. 107 Sanddorn-Quarkcreme Nr. 118	Rote-Bete-Apfelsaft Nr. 16 Makkaroni-Salat Nr. 115 Camembert mit Zwiebeln Nr. 78 50 g Vollkornbrot *oder* 30 g Knäckebrot

MITTAG	ABEND

4. TAG

MITTAG	ABEND
Rote-Bete-Buttermilch Nr. 19	Rote-Bete-Sauerkrautsaft Nr. 11
Kresse- *oder* Kopfsalat Nr. 40/21 mit Ölsoße	Haferflocken-Müsli Nr. 60
Gurken- und Blumenkohl-Salat Nr. 42/44 in Quarksoße Nr. 26	50 g Vollkornbrot *oder* 30 g Knäckebrot
Lauchgemüse Nr. 88/70	Champignon-Gervais-Carré Nr. 77
Fleischklöße Nr. 129	
Schalkartoffeln 180 g	
Heidelbeer-Bananenquark Nr. 116	
Änderung (fleischlos): Statt Fleischköße Nr. 129 Curry-Gemüse-Reis mit Pilzen Nr. 111	

5. TAG

MITTAG	ABEND
1 Glas Sauerkrautsaft	Rote-Bete-Bioghurt Nr. 12
Kartoffel-Kräutersuppe Nr. 65	Sechskornmüsli Nr. 59
Keimdiät-Makkaroni Nr. 114	50 g Vollkornbrot oder 30 g Knäckebrot
Champignonsoße Nr. 72	10 g Kräuteraufstrich Nr. 76
Paprika-Gurkensalat Nr. 55/21	
Sanddorn-Quark Nr. 117	

6. TAG

MITTAG	ABEND
Sellerie-Apfel-Bioghurt Nr. 4	Rote-Bete-Sauerkrautsaft Nr. 11
Chicorée mit marinierten Roten Rüben Nr. 53/21	Meerrettich-Gervais Nr. 80
Italienischer Fischauflauf Nr. 136	100 g Vollkornbrot oder 60 g Knäckebrot
Jungbrunnen-Cocktail Nr. 157	Vitamin-Herz-Cocktail Nr. 156

MITTAG	ABEND
7. TAG	
Sauerkrautsaft Hähnchen auf Äpfeln Nr. 139 Kartoffel-Püree Nr. 105 Kopfsalat in Kräutersoße Nr. 39/21 Vitamin-Herz-Cocktail Nr. 156 *Änderung* (fleischlos) statt Hähnchen: Kartoffeleier Nr. 106 und Sanddorn-Quarkcreme Nr. 118 mit Früchten der Jahreszeit	Salatteller bestehend aus: Rote Bete in Nuß-Quark-Soße Nr. 50/27 Gurken-Kopfsalat in Kräutersoße Nr. 56/21 1 hartes Ei in Scheiben ½ Gervais Carré 100 g Vollkornbrot
8. TAG	
Rote-Bete-Weizenkeim-Magermilch Nr. 15 Blumenkohl-Salat in Tomaten-Soße Nr. 42/22 Bouillon-Kartoffeln Nr. 100 Fischfilet auf ungar. Art Nr. 133 Verdauungs-Cocktail Nr. 158	Rettich-Salat Nr. 49/20 Feldsalat Nr. 38/22 Käseplatte, bestehend aus: 30 g Gervais 30 g Camembert 30 g Mainzer Handkäse 10 g Vitaquell oder Butter Kümmel, Paprika, Zwiebel 100 g Vollkornbrot 30 g Knäckebrot
9. TAG	
Rote-Bete-Quarkmilch Nr. 14 Endivien-Sellerie-Salat Nr. 54/21 Pikanter Bohneneintopf Nr. 95 Sanddorn-Quarkcreme mit Weizenkeimen und Früchten der Jahreszeit Nr. 118	Sauerkrautsaft Reis-Geflügel-Salat Nr. 112 30 g Camembert 50 g Vollkornbrot Kräutertee *Änderung* (fleischlos) statt Geflügelsalat: Andalusischer Reis Nr. 110
10. TAG	
Heidelbeer-Bioghurt Nr. 6 Kalbsschnitzel in Alufolie Nr. 124 Tomaten auf Reis Nr. 113 1 Orange	Apfel-Sellerie-Bioghurt Nr. 4 Quark-Kartoffelauflauf mit Äpfeln Nr. 119 Karottensalat in Nuß-Quarksoße Nr. 47/27 Hagebuttenschalentee

MITTAG	ABEND
11. TAG	
Möhren-Bioghurt Nr. 3 Sellerie-Salat in Soja-Quarksoße Nr. 51/28 Fisch-Pastete Nr. 137 Kressesalat Nr. 40/20 Rosenheim-Kirsch-Cocktail Nr. 161	Sauerkrautsaft Käseteller, bestehend aus 1 Gervais-Carré 30 g Rahmbrie 10 g Vitaquell oder Butter 100 g Vollkornbrot 30 g Knäckebrot
12. TAG	
Chicorée-Mandarinen-Apfelsalat Nr. 52/25 Curry-Gemüsereis Nr. 111 Geflügelklein in Rotweinsoße Nr. 140 Käsecreme, indische Art Nr. 123 *Änderung* (fleischlos): statt Geflügelklein: 2 Eier im roten Rock Nr. 144	Hirsebrei mit Fruchtsaft Nr. 69 25 g Vollkornbrot 15 g Knäckebrot 20 g Vitaquell-Kräuteraufstrich Nr. 76
13. TAG	
Sellerie-Salat Nr. 51 Kopfsalat Nr. 39 Grüne Bohnen mit Tomaten Nr. 83 Hammelkeule im Römertopf Nr. 127 Buttermilch-Kartoffel-Püree Nr. 103 Möhren-Bioghurt Nr. 3 *Änderung* (fleischlos) statt Hammelkeule: Quarkauflauf m. Pilzen Nr. 120	Gemüsesülze Nr. 46 Gervais-Meerrettich-Mayonnaise Nr. 24 1 hartes Ei in Scheiben Vollkornbrot 1 Becher Bioghurt
14. TAG	
Milchsaueres Gemüse naturell (Blumenkohl, Rote Bete, Fertigerzeugnis, Reformhaus) Spargel-Gemüse Nr. 90 Kartoffel-Eier Nr. 106 Lockeres Rührei Nr. 145 Magen-Cocktail Nr. 160	Buchweizen-Grütze mit Tomaten Nr. 68 Kräutergervais Nr. 122 Vollkornbrot 1 Becher Bioghurt

MITTAG	ABEND

15. TAG

MITTAG	ABEND
Sauerkrautsalat Nr. 41	Spargelcreme-Suppe Nr. 67
Kopfsalat Nr. 39	Verlorenes Ei auf Röstbrot Nr. 143
Heilbutt in Curry-Soße Nr. 134/74	Indische Käsecreme Nr. 123
Tomaten auf Reis Nr. 113	10 g Butter oder Vitaquell
Johannisbeer-Bioghurt Nr. 7	Vollkornbrot

16. TAG

MITTAG	ABEND
Rettich-Salat Nr. 49	1 Becher (150 g) Bioghurt
Endivien-Sellerie Nr. 54	Reis mit Riviera-Tomatensoße Nr. 75
Keimdiät Makkaroni in Curry-Soße Nr. 114/74	frisches Obst der Jahreszeit
Grüne Erbsen Nr. 85	*Änderung* (fleischlos):
Möhren Nr. 86	Milchreis mit Sanddorn-Vollfrucht Nr. 108
Heidelbeer-Käsecreme Nr. 121	

17. TAG

MITTAG	ABEND
Rote Bete-Salat Nr. 50/24	Kartoffel-Kräutersuppe Nr. 65
Kresse-Salat Nr. 40/38	Camembert Nr. 78
Rindfleisch in Meerrettich-Soße Nr. 126	20 g Butter oder Vitaquell
Bouillon-Kartoffeln Nr. 100	Vollkornbrot
Sanddorn-Quark Nr. 117	frisches Obst der Jahreszeit
Änderung (fleischlos) statt Rindfleisch und Bouillon-Kartoffeln:	
Quarkauflauf mit Pilzen Nr. 120	

18. TAG

MITTAG	ABEND
Kresse-Salat Nr. 40/21	1 Becher (150 g) Bioghurt
Blumenkohl-Salat Nr. 42/22	Haferflocken-Müsli Nr. 60
Kalbsleber, sauer Nr. 131	15 g Butter oder Vitaquell
Kartoffelpüree Nr. 103	Schnittkäse 30 g
Cocktail Nr. 158	Vollkornbrot
Änderung (fleischlos) statt Leber und Püree:	frisches Obst der Jahreszeit
Sauerkrautauflauf mit Püree, Nr. 107	

Rationalisierung der Diätküche

GERÄTE ZUR ARBEITSERLEICHTERUNG

a) *für Handbetrieb*: Leicht auch vom Patienten zu bedienen: *Rohkostreibe* Typ WMF, Cromargan, reibt fein und grob, oder *Rohkostmühle* »Mouli Grater«, raspelt, reibt, schnitzelt; *Jupiter Kaumaschine*, kleine Fleischmaschine (bei Kau- und Schluckschwierigkeiten); *Knoblauchpresse* »Symplex« oder »Ritter-München«; *Tellerschneebesen* Typ WMF, Cromargan, Vielzweckgerät: Schneeschlagen, Salate mischen, Quark schlagen, Mixen kleiner Mengen.

b) *Für Elektroantrieb*: *Zitruspresse* für Zitronen und Orangen; *Entsafter* für Gemüse aller Art; *Handmix-Gerät* schlägt, püriert, mixt.

Für Einzelanfertigung der Diät haben die handbetriebenen Geräte gewisse Vorzüge: schnelle Reinigung, besonders ansprechendes Reiben der Rohkost: duftig, locker, das mit der Kaumaschine zerkleinerte Fleisch ist als solches noch zu erkennen, was für die Appetitlichkeit wesentlich ist. Bis zur Unkenntlichkeit zermixtes Essen stößt den Kranken ab.

KOCHGESCHIRR

Stielkasserolle, innen Teflon-finish, außen feuerversiegelt, kratzfest gepanzert, Typ Ritter Aluminium, Ø 16 cm; besonders für zäh klebende Breie aus Getreide, Reis, Leinsamen, am besten Gebrauch auf Sparflamme zur Vermeidung von Überkochen.

Edelstahl-Kasserolle, Typ WMF oder Fissler, 16 cm Ø, für Gemüse und Obst zum Kochen mit wenig Wasser, am besten auf kleiner Flamme. (Boden wärmespeichernd!)

Salatschüssel, Ø ca 16—18 cm, aus Glas, Porzellan, Steingut, Cromargan, nicht aus Kunststoff. Kunststoffschüsseln nur zum Waschen.

Römertopf (Ton), zum Braten ohne Fett in der Röhre, besonders für Geflügel.

Panzerpfanne mit Deckel, Ø 20 cm, innen *Teflon*-finish, außen feuerversiegelt, Typ Ritter Aluminium, schnittfest, kratzfest, zur Zubereitung bei geringer Hitzezufuhr (Vermeidung von Röststoffen!) und minimaler Fettzugabe für Eier- und Fleischspeisen.

NAHRUNGSMITTEL, DIE STÄNDIG VORRÄTIG SEIN SOLLTEN

Vollwertgetreide, Typ Donath Schrote und Flocken sowie Typ Kollath Frühstück, Achimer Spezialmehl, Vollkornbrote Typ Grahambrot, Leinsamenbrot, milchsaure Brote.

Leinsamen, Typ Linusit Fink.

Vollsojamehl, Sojamehl fettarm, Typ Henselwerk (bei Untergewicht bzw. Übergewicht, bei Diabetes).

Kaltpreßöle Typ Vitaquell Sonnenblumenöl, Dr. Grandels Vitaminöl, Kürbiskernöl Fink (bei Erkrankung der Harnorgane).

Sauerkraut, Typ Reformsauerkraut und Mildessa (Weinsauerkraut).

Milchsaure Gemüsesäfte Typ Edenwaren (Sauerkrautsaft, Rote-Bete-Most, Sauerkrautsaft Typ Schoenenberger).

Milchsaure Gemüse, Typ Edenwaren (Rote Bete, Karotten, Blumenkohl).

Rote Betesaft, Typ Schoenenberger, ungesäuert, oder *Rote Betepulver*, Typ Schoenenberger.

Diätsäfte aus Obst mit *Fruchtzucker*, Typ Donath-Kelterei (Sanddorn-Vollfrucht, Heidelbeer-Vollfrucht).

Fruchtzucker, Typ Rademann's Nährmittel.

Gewürze, Meersalz, Knoblauch, Zwiebel, frische Gartenkräuter, Curry, Paprika, Muskatblüte, Hefe-Präparate (Flocken, Pulver, Streichpaste).

Essig (Obst- und Weinessig, Typ Hensel und Hengstenberg).

Trockenmagermilch, Typ Fink Instant.

Stichwortverzeichnis

Die Ziffern benennen die Seitenzahlen.

Abmagerungskur 28, 29
Acethylcholin 141
Aflatoxine 51
Alkalose 33
Alkohol 28
Allgemeinerkrankung 23
Alter 26
Aminosäuren 41, 55
Anthozyane 14, 93
Antibiotika 26
Appetitanregung 81, 82
Appetitlosigkeit 40
Arsen 24
Artischocke 86
Atmungsfermente 22, 23
Aubergine 86
Azidose 33
Azidotische Nahrungsmittel 36

Backmittel 118
Basedow-Kropf 32
Bauchspeicheldrüse 32
Behandlungsmaßnahmen 22
Benzpyren 15, 24, 44
Berufskrebs 25
Bitterstoffe 82
Blähsucht 44
Blutalkali 34
Blutzucker 33
Bohnen, grüne 86
Brot 53, 59, 99
Brustdrüsen 31
Buchweizen 99

Chemikalien 24, 65
Chemische Konservierungsmethoden 39
Chlorierung 64
Cholesterine 46, 49, 72
Cholin 31

Darm 26, 27
Darmabwehrkräfte 26, 29
Darmbakterien 29, 75
Darmbakterienflora 29, 59
Darmfunktion 77
Darmkrebs 26, 27, 29, 37
Darmmotorik-Steigerung 81
Darmparasiten 27
Darmträgheit 29, 75
DDT 24, 65, 66
Diabetes 33, 145
Diätregeln 67
Düngung 65

Eier 35, 44, 78, 111
Eierfrucht 86
Eierspeisen 35, 78

Eierstockhormon 31
Einsäuern 33, 37, 140—142
Eiweißbedarf 41, 42
Eiweißfäulnisprodukte 44
Eiweißstoffe, pflanzlich 79, 111
Eiweißstoffe, tierisch 108
Eiweißtagesmenge 41
Eiweißwertigkeit 145
Entfettungskuren 28, 29
Entzündungen 27
Ernährung 27
Essentielle Fettsäuren 71
Essig-Gemüse 116
Essigkonserven 39

Farbstoffe 66
Farbstoffe, pflanzlich 93
Fasten 40
Fehlgärungen 141
Fenchelgemüse 87
Fermentbildung 32
Fermente 55, 74
Fett 27, 28, 49, 72
Fetterhitzung 47
Fettes Fleisch 43
Fettgehalt im Käse 48
Fett in der Küche 73
Fettleibigkeit 28
Fett, pflanzlich 46
Fettsäuren 36, 46, 56, 71, 72
Fettsäuren-Blockierung 73
Fettstoffe 111
Fett-Tagesmenge 51
Fett, tierisch 46
Fische 34, 45, 110
Fisch, gepökelt 43
Fisch, geräuchert 43
Fleisch 34, 109
Fleischeiweiß 76
Fleisch, gepökelt 43
Fleisch, geräuchert 43
Frauen 31
Fremdstoffe 107
Fremdstoffverordnung 26
Fruchtsäfte 115
Fruchtsaft-Konzentrate 115
Fruchtzucker in Säften 97
Früchte 114

Gärung 140—142
Gallenblasenkrebs 31
Gallenleiden 31, 81
Gallenproduktionssteigerung 81
Gallensteine 31
Gastwirte 28
Gebärmutter 31
Gebiß 26
Geflügel 34, 110
Gelbsucht 31
Gemüse 86—92, 115
Gemüse-Fertigsäfte 116
Gemüsekochwasser 61
Gemüsemark 116
Gemüsemoste 117
Gemüse-Pulver 117
Gemüsesäfte 107
Getränke 62, 118
Getreide 54, 98—102
Getreidegerichte 35
Getreidenahrung 112
Gewürze 80—85, 117
Gerste 100
Gewebsmilchsäure 34
Grünkern 100
Gurke 87

Härten von Pflanzenfetten 73
Hafer 100
Harnblase 27
Haut 32
Hefe 59
Heiße Getränke und Speisen 29
Herbizide 24
Hirse 100
Höchstmengenverordnung 25
Holzkohlengrill 44
Honig 97
Hopfen 82
Hormone 55
Hülsenfrüchte 35

Infektionsherde 27
Innereien 109
Innere Organe 30
Insektenbekämpfung 24
Insektizide 24, 65
Insulin 33
Jodmangel 32
Jodzahl 71, 72

Käse 48, 77, 108
Kalorien 28
Kaltpreßöle 36, 111
Kartoffel 87
Karzinogene 23
Knoblauch 82
Kochsalz 61, 105
Kochtopfmaterial 57
Kohlarten 88
Kohlenhydrate 27, 28, 34, 52, 55, 112
Kohlenhydrat-Tagesdosis 53
Kompott 115
Konservierung 37
Krebsentstehung 23, 27
Krebserzeuger 23
Krebsherde 23
Krebssterblichkeit 21
Krebsverhütung 25
Krebszellen 23
Kresse 82
Kropf 32
Küchenpraxis 104—107, 169/70
Kunststoffbeschichtung 58

Landwirtschaftliche Chemikalien 65
Lauch 83
Lebensmittelgesetz 26
Leber 30, 42
Leber-Galle-Empfindliche 122
Leberkrebs 51
Leberstörungen 31
Leberverfettung 30
Lezithingehalt 48
Lezithinmangel 47
Links-Milchsäure 13
Löwenzahn 83
Luft-Karzinogene 66
Lunge 32
Lymphozyten 34

Magen-Darm-Trakt 32
Magenkrebs 28, 40
Magensäure 40, 123
Magensaftbildung 81
Magenschleimhaut 27
Magermilch 76
Magnesium 93
Mandeln 79
Marmeladen 39, 115
Meerrettich 83
Milcheiweiß 76
Milchprodukte 63
Milchsäure 13, 33

Milchsäurebakterien 75, 141
Milchsäuregärungsprodukte 34, 37
Milchzucker 75
Mineralhaushalt 34
Mineralstoffe 153
Möhre 89
Müsli 51
Muscheln 45

Nahrungseiweiß 41
Nahrungsmittel-Liste 108—118
Nasen-Rachenraum 27
Natriumbikarbonat 41
Netzmittel 61
Nieren 32
Nierenleiden 81, 119
Nüsse 35
Nußnahrung 79

Öle 36, 46, 71, 72
Öle, Verpackung 50
Obstarten 94

Pankreas 32
Paprikaschote 89
Pestizide 24
Petersilie 83
Pflanzeneiweiß 111
Pflanzenfarbstoffe 93
Pflanzenfette 72
Pflanzenöle 50, 72
Pflanzensäfte 63
Pflanzenschutzmittel 24
Pilze 90
Pökeln 39, 43
Polypen 27
Protein 41
Pumpernickel 54

Räuchern 39, 43
Raffinieren von Pflanzenfetten 73
Raucherkrebs 16, 67
Rechts-Milchsäure 13
Reis 101
Reize 23
Rettich 83
Rhabarber 90
Rheuma 119
Roggen 100
Rohkost 59
Rohkost-Reinigung 104
Rohkost-Zerkleinerung 105
Rohleber 42
Rohsäfte 106
Rote Bete 90

Säuerung 140—142
Säurebehandlung 34, 37
Saftmischungen 107
Salmonellen 38
Salz 61, 105
Salzarme Kost 135
Salzsäurebehandlung 40
Sauergemüse 116
Sauerkraut 91
Saure Nahrungsmittel 36
Schimmelarten 51
Schimmel-Müsli 51
Schmelzkäse 108
Schnittlauch 84
Schrot-Müsli 98
Schutzstoffe 70
Schwangerschaftsstörungen 31
Schwarzwurzel 91
Schweinefleisch 80
Sechskorn 102
Sellerieknolle 84

Senf 84
Sodbrennen 41
Soja-Eiweiß 76
Sojamehl 102
Spaltungsstoffwechsel 22
Spargel 91
Speichelbildung 81, 132
Spinat 92
Spülwasser 61
Spurenelemente 55, 153
Süßmoste 97, 115
Suppen 64
Stickstoff 41
Stoffwechsel 23
Streichfette 49, 112
Stuhlverstopfung 29
Sulfonamide 26
Synkarzinogenese 26

Tabak 28
Teiglockerungsmittel 118
Tiefgefrierverfahren 37
Tiefkühlgeflügel 38
Tiereiweiß 108
Tierexperimente 34
Tomate 85
Traubenzucker 53
Trinkwasser 64

Übergewicht 28
Ungesättigte Fettsäuren 71

Vegetarier 28, 70
Verdauungstrakt 26, 66
Vererbung 30, 69
Verstopfung 29, 75, 132
Vitalstoffe 55—57
Vitamin-B-Tagesbedarf 103
Vitamin-C-Gehalt 60, 61
Vitamin-C-Tagesbedarf 104
Vitamine 55—57, 59, 60, 72, 95, 96, 153
Vitaminverluste 60
Vitaminzulagen 103
Vollkorn 98, 99
Vollkornbrot 53, 59, 99

Weißmehl 52
Weißzucker 52
Weizen 101
Wild 110
Wildgeflügel 109
Wildfleisch 43
Würzpflanzen 82
Wurst 44

Zähne 26
Zellatmung 75
Zellschädigung 33
Zucker 28, 54, 113
Zuckerkonservierung 39
Zuckerkrankheit 33
Zwiebel 84, 85

Rezeptverzeichnis

Die Ziffern benennen die Rezept-Nummern.

Ackersalat 38
Andalusischer Reis 110
Apfelkuchen 148
Apfel-Mandarinen-Chicorée-Salat 52
Apfel-Quarkauflauf 119
Apfelsaft, Rote Bete- 16
Apfel-Sellerie-Bioghurt 4
Appetit-Cocktail 165
Auberginen (Eierfrüchte) 81

Bananen-Heidelbeer-Quark 116
Béchamel-Kartoffeln 101
Béchamel-Soße 70
Bioghurt, Apfel-Sellerie- 4
Bioghurt, Heidelbeer- 6
Bioghurt, Möhren- 3
Bioghurt, Rote-Bete- I 12
Bioghurt, Rote-Bete- II 18
Bioghurt, Sanddorn-Sellerie- 5
Bioghurt. Sanddorn-Soja- 8
Bioghurt, Schwarze Johannisbeer- 7
Bioghurt-Soße 34
Bioghurt-Tomaten-Soße 35
Blumenkohl, gedämpft 82
Blumenkohl-Salat 42
Bohnen, eingesäuerte 98
Bohneneintopf, pikanter 95
Bohnen, grüne 83
Bouillon-Kartoffeln 100
Buchweizengrütze mit
Tomaten 68
Buttermilch-Kartoffel-Püree 103
Buttermilch-Soße, fettfrei 31
Buttermilch, Quark-Rote-Bete- 13
Buttermilch, Rote-Bete- 19

Camembert mit Zwiebeln 78
Champignon-Gervais 77
Champignon-Soße 72
Chicorée 37
Chicorée-Mandarinen-Apfelsalat 52
Chicorée-Rote-Bete-Salat 53
Cocktail, Appetit- 165
Cocktail, Jungbrunnen- 157
Cocktail, Leber- 159
Cocktail, Magen- 160
Curry-Gemüse-Reis 111
Curry-Hähnchen in Alufolie 138
Curry-Soße 74

Diät-Pils-Flip 164

Ei im roten Rock 144
Ei, verlorenes 142
Ei, verlorenes, auf Röstbrot 143
Eier, weichgekochte 141
Eierfrüchte (Auberginen) 81

Eingesäuerte Bohnen (einzulegen) 98
Eingesäuerte Gurken (einzulegen) 99
Eintopf, Mazedonischer 93
Endiviensalat 37
Endivien-Sellerie-Salat 54
Erbsen, grüne 85
Erdbeer-Johannisbeer-Marmelade 151

Feld- oder Ackersalat 38
Fenchelgemüse 84
Fenchel-Salat 43
Fischauflauf, italienisch 136
Fischfilet im eigenen Saft 132
Fischfilet, ungarisch 133
Fisch-Pastete 137
Fleischklöße 129
Fleischpudding 128
Fleisch-Salat in Meerrettich-Mayonnaise 130
Früchte-Quark-Reis 109

Geflügelklein in Rotwein-Soße 140
Geflügel-Reis-Salat 112
Gemüse-Reis-Suppe 66
Gemüse-Sülze 46
Gervais, Champignon- 77
Gervais-Mayonnaise 23
Gervais-Meerrettich 80
Gervais-Meerrettich-Mayonnaise 24
Gervais-Tomaten-Mayonnaise 25
Grünblatt-Bioghurt 2
Grünblattsäfte 1
Grüne Bohnen mit Tomaten 83
Grüne Erbsen 85
Gurken, eingesäuerte 99
Gurken-Kopfsalat 56
Gurken-Paprika-Salat 55
Gurken-Salat 44

Hähnchen auf Äpfeln 139
Hähnchen, Curry- 138
Haferflocken-Müsli 60
Hammelkeule im Römertopf 127
Hefeteig für Kuchenboden 146
Heidelbeer-Bananen-Quark 116
Heidelbeer-Bioghurt 6
Heidelbeer-Cocktail 158
Heidelbeer-Käsecreme 121
Heidelbeerkuchen 149
Heilbutt in Bioghurt-Tomaten-Soße 134
Himbeer-Stachelbeer-Marmelade 154
Hirsebrei mit Fruchtsaft 69
Holländische Soße 71

Italienischer Fischauflauf 136

Johannisbeer-Erdbeer-Marmelade 151
Johannisbeer-Gelee 153
Jungbrunnen-Cocktail 157

Kabeljau in Bioghurt-Tomaten-Soße 135
Käsecreme, Indische Art 123
Käsetorte 150
Kalbfleisch-Gemüse-Eintopf 93
Kalbsfrikassée 125
Kalbsleber, sauer 131
Kalbsschnitzel in Alufolie 124
Karotten-Salat 47
Kartoffeln, Béchamel- 101
Kartoffeln, Bouillon- 100
Kartoffel-Eier 106
Kartoffel-Kräutersuppe 65
Kartoffel-Püree mit Buttermilch 103
Kartoffel-Püree mit Quark 104
Kartoffel-Püree mit Rote-Bete 105

Kartoffeln, Tomaten- 102
Keimdiät-Makkaroni in Curry-Soße 114
Kirsch-Cocktail, Rosenheim- 161
Kohlrabi-Salat 48
Kopfsalat 39
Kopfsalat mit Gurken 56
Kollath-Frühstück 61
Kraftkorn-Schrot-Müsli 58
Kräuteraufstrich 76
Kräutergervais 122
Kräuter-Ölsoße 21
Kräuter-Tomaten-Soße 22
Kresse-Salat 40

Lauchgemüse 88
Lauchgemüse mit Tomaten 89
Leber-Cocktail, fettarm 159
Linusit-Kurgetränk 63
Linusit-Quark-Müsli 62
Linusit-Schleim, Rote-Bete- 17

Magen-Cocktail, fettarm 160
Magermilch, Rote-Bete-Quark- 14
Makkaroni in Curry-Soße 114
Makkaroni-Salat 115
Mazedonischer Eintopf mit Kalbfleisch 93
Mayonnaise ohne Ei 23
Meerrettich-Gervais 80
Meerrettich-Mayonnaise 24
Meerrettich-Sanddorn-Soße 126
Milchreis mit Sanddorn 108
Möhren-Bioghurt 3
Möhren, gedämpft 86
Möhren-Salat 47
Mürbteig, feiner 147

Nuß-Quarksoße 27

Öl-Kräutersoße 21
Öl-Quarksoße 26
Ölsoße 20

Paprika-Gurken-Salat 55
Paprikaschoten-Salat 45
Paprika-Tomaten-Mischgemüse 92
Pils-Flip 164
Pilz-Quarkauflauf 120

Quarkauflauf mit Äpfeln 119
Quarkauflauf mit Pilzen 120
Quark-Creme, Sanddorn- mit Früchten 118
Quarkcremetorte 150
Quark-Früchte-Reis 109
Quark, Heidelbeer-Bananen- 116
Quark-Kartoffel-Püree 104
Quark-Linusit-Müsli 62
Quark, Sanddorn- 117
Quark-Soße, fettfrei 32
Quark-Vitaminbecher 155
Quitten-Gelee 152

Rahmbrie mit Paprikastreifen 79
Reis, andalusisch 110
Reis, Curry-Gemüse- 111
Reis-Geflügel-Salat 112
Reis-Gemüse-Suppe 66
Reis, Quark-Früchte- 109
Reis, Tomaten auf — 113
Rettich (weiß, rot, schwarz) 49
Rindfleisch in Sanddorn-Meerrettich--Soße 126
Riviera-Tomaten-Soße 75
Rosado-Flip 163
Rosenheim-Kirsch-Cocktail 161
Rosenheim-Sanddorn-Cocktail 162
Rote-Bete-Apfelsaft 16

Rote-Bete-Bioghurt I 12
Rote-Bete-Bioghurt II 18
Rote-Bete-Buttermilch 19
Rote-Bete-Chicorée-Salat 53
Rote-Bete-Linusitschleim 17
Rote-Bete-Quark-Buttermilch 13
Rote-Bete-Quark-Magermilch 14
Rote-Bete-Quark-Magermilch mit Weizenkeimen 15
Rote-Bete-Salat 50
Rote-Bete-Sanddorn-Vollfrucht 10
Rote-Bete-Sauerkrautsaft 11
Rote-Bete-Zitrone 9
Rührei 145

Sanddorn-Quark 117
Sanddorn-Quarkcreme mit Früchten 118
Sanddorn-Vollfrucht, Rote-Bete- 10
Sanddorn-Sellerie-Bioghurt 5
Sanddorn-Soja-Bioghurt 8
Sauerkrautauflauf mit Püree 107
Sauerkraut, einzulegen 96
Sauerkraut, ohne Kochsalz einzulegen 97
Sauerkrautsaft, Rote Bete- 11
Sauerkrautsalat 41
Sauerkrautsalat, bunter 57
Sauerkraut-Soße 30
Sauerkrautsuppe, ukrainische Art 94
Sauermilch-Soße 33
Saure Bohnen-Eintopf 95
Saure Leber 131
Schrot-Müsli, Kraftkorn- 58
Schwarze Johannisbeer-Bioghurt 7
Sechskorn-Müsli 59
Sechskorn-Suppe 64
Sellerie-Apfel-Bioghurt 4
Sellerie-Endivien-Salat 54
Sellerie mit Gervais überbacken 91
Sellerie-Salat 51
Soja-Quark-Soße 28
Soja-Quark-Tomaten-Soße 29
Soja-Tomaten-Soße 36
Spargel-Cremesuppe 67
Spargel, gekocht 90
Stachelbeer-Himbeer-Marmelade 154

Tomaten auf Reis 113
Tomaten-Bioghurt-Soße 35
Tomaten-Buchweizengrütze 68
Tomaten, gedünstet 87
Tomaten-Kartoffeln 102
Tomaten-Kräutersoße 22
Tomaten-Mayonnaise, Gervais- 25
Tomaten mit grünen Bohnen 83
Tomaten mit Lauchgemüse 89
Tomaten-Paprika-Mischgemüse 92
Tomaten-Riviera-Soße 75
Tomaten-Soja-Soße 36
Tomaten-Soße 73

Ukrainische Sauerkraut-Suppe 94

Verdauungs-Cocktail 158
Verlorenes Ei 142
Verlorenes Ei auf Röstbrot 143
Vitamin-Herz-Cocktail 156
Vitamin-Quarkbecher 155

Warmer Appetit-Cocktail 165
Weichgekochte Eier in Schale 141
Weizenkeim-Rote-Bete-Magermilch 15

Zitrone, Rote-Bete- 9

Literatur-Nachweis

Bäumler, Ernst, Das maßlose Molekül, Econ-Verlag Düsseldorf, 1967.

Bauer, K. Fr., Biochem., physiol. u. klin. Probleme des Fructosestoffwechsels, Mediz. Grundlagenforschung, Band III, Georg Thieme Verlag, Stuttgart, 1960.

Bauer, K. H., Das Krebsproblem, Berlin, Springer-Verlag, 2. Aufl. 1963.

Bennington, J., Zigarrenrauch und Nierenkrebs, Naturw. Rundschau, 1969/6.

Brieskorn, C. H., Fremdstoffe in der Nahrung, Physikal. Medizin und Rehabilitation, ML-Verlag, Hamburg, 1968/11.

Dassler, Ernst, Warenkunde für den Fruchthandel, Paul Parey Berlin 1957.

Debrunner, F., Tumoren, Schweiz. Mediz. Wochensch., 99, S. 59, 1969.

Deutsche Diabetes-Gesellschaft, Kohlenhydrat-Austauschtabelle, Georg Thieme Verlag, Stuttgart, 1969.

Deutsche Gesellschaft für Ernährung, Die wünschenswerte Höhe der Nahrungszufuhr, Umschau, Frankfurt/M., 1965.

Documenta Geigy, Basel, Wissenschaftl. Tabellen, 6. Aufl., 1960.

van Dorp van Fliet, Poole (England), Geschwulstkrankheiten und vorbeugende Ernährung, Zeitschrift der Internat. Mediz. Gesellschaft für Blut- u. Geschwulstkrankheiten (Scheller-Colloquium München) Heft 2, 1964.

Eichholtz, Fritz, Vom Streit der Gelehrten, Verlag Braun, Karlsruhe, 1958.

Eisenbrand, G., Über die Problematik des Vorkommens von Nitroseverbindungen in der Nahrung, Mediz. u. Ern., 1969/4.

Flaskamp, Prof. Dr. Wilhelm, Die Krebskranksheit, Heiner Vlg., Wiesbaden.

Frühauf, H., Zur Diätetik des Krebses, Diaita 1960/2.

Glatzel, Hans, Die Gewürze, Nicolaische Verlagshandlg. Herford 1968. Fermenthemmer in der Nahrung, Mediz. u. Rehabilitation, ML-Verlag Hamburg, 1969/1.

Grüne Liste, Verz. diätet. und diätgeeign. Lebensmittel, Editio Cantor Aulendorf 1967.

Habs-Seeliger, Bakteriologisches Taschenbuch, 38. Aufl., 1967, Johann Ambrosius Barth, München.

Hansen, E. u. Sturm, W., Über Cyanwasserstoff in Prunoideensamen, Zeitschr. f. Lebensmittelunters., 134. Bd. 2. Heft 1967.
Haubold Hellmut, Der Kropf, eine Mangelkrankheit, Verlag Friedr. Find, Stuttgart 1955.
Heepe, Fritz, Die Vitamine in der Diät, Steinkopf-Verlag Stuttgt., 1961.
Hennekeuser, H. H., Trichinen, Selecta 1968/50.
Hötzel, Dieter, Kleine Ern. Lehre, Friedr. Schleicher Hamburg, 1960.
Issels, J. u. Windstosser, K., Ganzheitliche interne Krebstherapie, Karl F. Haug Verlag, Heidelberg.
Jung, Hrch., Zellatmung und hochunges. Fettsäuren, Hippokrates 1959/20.
Kiney, G. F., Eigenschaften und Anwendung von Kunststoffen, Berliner Union, Stuttgart, 1961.
Kleine, H. O., Regelm. Vorsichtsunters. im Kampf gegen den Gebärmutterkrebs, Deutsches Ärztebl. 1941, 34. u. 35. Taschenbuch der Vitamintherapie, Hippokrates-Verlag. Zur Frage der Hypervitaminisierung mit Vit. A und C bei inoperabl. Karzinomen, Münch. Mediz. Wschr., 1954.
Kollath, Werner, Die Ordnung unserer Nahrung, Hippokrates Verlag 1953.
Kuhl Johannes, »Über eine erfolgreiche Arznei- und Ernährungsbehandlung gutartiger und bösartiger Geschwülste«, 1953 und »Schach dem Krebs«, 1954 beide im Humata-Verlag Harold S. Blume, Bern-Freiburg i. Br.
Lefauxe René, Chemie und Toxikologie der Kunststoffe, Deutsch von Dr. G. Langer. Mannheim, Krausskopf-Verlag, Mainz 1966.
Marquardt, Nahrungsmittelzusatzstoffe, ihre Toxität u. Bedeutung f. d. menschl. Ernährung, Hippokrates 1965/14.
Martens, F., Gemüsedauerwaren C. Eingesäuertes Gemüse. Handbuch der Lebensmittelchemie. 5. Band, 2. Teil, J. Schorrmüller, Springer-Verlag, Berlin—Heidelberg—New York 1968.
Nehring, Peter, Gemüse- u. Obstkonserven, Appelhans & Co., Braunschweig, 1954.
Warnung vor Speiseöl in Kunststoffflaschen, Braunschweig. Institut für Konserventechnikologie »Die Hausfrau«, 1965/10.
Oehme, J., Kinder sterben an Krebs, Baunschweiger Kinderklinik, Reform-Rundschau 1969/5.
Rockstroh, Heinz, Die Kombinationsbehandlung Krebskranker, Bruns Beiträge z. klin. Chirurgie Bd 199, Heft 3/59, Urban & Schwarzenberg, München.
Schenck E. G., Lexikon der tropischen, subtropischen und mediterranen Nahrungs- u. Genußmittel, Nicolaische Verlagsbuchhandlung Herford, 1966.
Schmidt, F., Ist Krebs heilbar? Paracelsus Verlag, Stuttgart, 1969.

Schmidt, Siegm., Haben Zusatztherapien bei Krebs einen Sinn?, Erfahrungsheilkunde, 1967/8.

Schuphan, Werner, Zur Qualität der Nahrungspflanzen, BLV-Verlagsgesellschaft Bonn-Wien 1961.

Pestizide, Nutzen und möglicher Schaden, Zentralblatt für Bakteriologie, Parasitenkunde, Infektionskrankheiten und Hygiene, Gustav Fischer Verlag, Stuttgart, 1969.

Seeger, Paul-Gerhard, Ist eine Prophylaxe bzw. Therapie des Krebses mit Naturstoffen vertretbar? Erfahrungsheilkunde 1967/12.

Souci S. W.-Bosch, Lebensmitteltabellen für die Nährwertberechnung, Wissenschaftl. Verlagsges., Stuttgart, 1967.

Stepp-Kühnau & Schroeder, Die Vitamine, 7. Auflage, Enke Verlag Stuttgart 1952, Bd. I und II.

Sturm W.-Hansen, E., Über Cyanwasserstoff in Prunoideensamen und einigen anderen Lebensmitteln, Zeitschr. f. Lebensm.-Untersuchung u. -Forschung, 135. Bd., 5. Heft, 1967.

Sturm W.-Wendt, W., Ermittelung der Anteile bitterer Mandeln in Partien süßer Mandeln, Süßwaren, Heft 10, 1967.

Vahrson, Übergewichtiges Phantom, Vorträge Röntgenges. Baden-Baden April 1967, Selecta 1967/20.

Voll, Reinhold, Akute u. chronische Insektizidintoxikation, ML-Verlag Hamburg, 1964.

Warburg, Über den Stoffwechsel der Tumoren, 1926.

Windstosser, K., Vollwertkost und Krebsproblem, Neuform Echo 10/68.

Die Ernährung des Krebskranken, »Krebs in der Praxis«, Band 22, ML-Verlag Uelzen, 1969.

Die prinzipiell zu fordernden internen Maßnahmen der Sanierung, besonders des Krebskranken, Phys. Medizin und Rehabilitation, 3/1970.

Zabel, Werner, Körpereigene Abwehr gegen Krebs, ML-Verlag Hamburg 1964.

Nachbehandlung der Krebsoperierten, ML-Verlag Hamburg 1959.

Gesund leben —
mit Hädecke-Büchern

LEBENSWEISE FÜR HERZKRANKE

von Dr. med. Hans Malten. Neuausgabe von Dr. med. C. Branovic-Malten. Dieses Buch vermittelt dem Leser alle Kenntnisse, um in Zusammenarbeit mit seinem Arzt durch Umstellung der Lebensweise ein Herzleiden zu vermeiden, zeitlich hinauszuschieben, besser überstehen und heilen zu können. 184 Seiten mit 20 Zeichnungen.

KREISLAUFSTÖRUNGEN

Neuausgabe von Dr. med. C. Branovic-Malten. Die wirksamsten Behandlungswege für ein weit verbreitetes Leiden, bei denen der Patient selbst zur Besserung und Heilung beitragen kann. 144 Seiten mit 20 Zeichnungen.

SALZLOSE DIÄT UND DOCH SCHMACKHAFT

245 gut gewürzte Rezepte ohne Salz — eine diätetische Meisterleistung von Dr. med. B. Micklinghoff-Malten und El. Micklinghoff! Für zahlreiche Kuren bei Herz- und Kreislaufleiden, Nierenkrankheit und manchen Störungen in der Schwangerschaft. 96 Seiten mit 15 Zeichnungen.

NEUZEITLICHE DIÄT FÜR ZUCKERKRANKE

von Dr. med. B. Micklinghoff-Malten und El. Micklinghoff. 220 Rezepte und Speisefolgen für alle Jahreszeiten. Ein unentbehrliches Rezeptbuch für Diabetiker. 68 Seiten, kartoniert.

100 ERFRISCHUNGSGERICHTE

von Lisbeth Ankenbrand. Leichte Kost — nicht nur für die heiße Jahreszeit sondern für jeden Tag und jeden Geschmack: für Partys und den täglichen Speisezettel, Leckerbissen mit wenig Kalorien und viel Vitaminen! 48 Seiten mit Zeichnungen, Geschenkband.

Hädecke-Bücher helfen Gesunden und Kranken.